L'ALKAEST

OU

LE DISSOLVANT

UNIVERSEL

DE

VAN-HELMONT,

Revelé dans plusieurs Traitez qui
en découvrent le Secret.

Par le Sr JEAN LE PELLETIER, *de Roüen.*

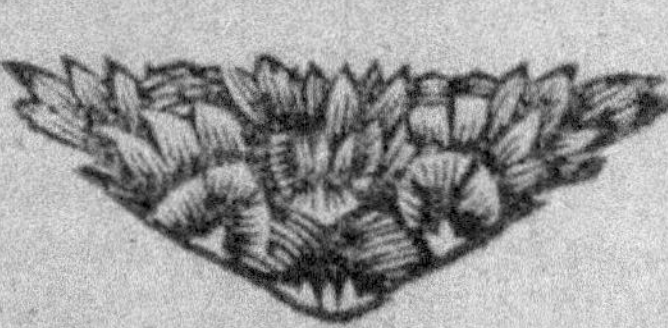

A ROUEN,

Chez GUILLAUME BEHOURT, vis-
à-vis la Fontaine de S Lo, à la Ville
de Venise.

M. DCCIV.

Avec Aprobation & Permission.

TABLE
DES PIECES CONTENUES
dans ce Recüeil.

Si ce Recüeil se trouve au goût du Public, on en promet un second, où l'on trouvera tout

ce qui regarde la maniere de volatiliser les
Alcalis , selon les Préceptes de Van-Helmont :
Et par ces deux on aura la Révelationde tous
les Mysteres de ce fameux Auteur. Le premier devoilant les Arcanes , & le dernier les Suc-
cedanées ou Approchans. Mais si les difficultez
de l'un demandent d'excellens Artistes ; les faci-
litez de l'autre, n'en supposent que de médiocres.
Et les deux par consequent pourront satisfaire à
tous.

*Discite dissolvens aliquod , quod sit homoge-
neum , immutabile , dissolvens sua objecta in materiam primam liquidam : & nactus eris intimas
rerum essentias , harumque dotes posse inspicere.*

*Quod si autem ad istud ignis Arcanum non per-
tingatis , discite saltem , salem Tartari reddere
volatilem , ut hujus medio vestras dissolutiones per-
ficiatis. Qui etsi sua soluta , anatice homogenea
deserat , digestus in nobis : illorum tamen aliquot
vires mutuatus est , quas intro defert , plurimorum
morborum domitrices.*

Van-Helmont , *de febribus cap.* 15.

PREFACE

LES Préfaces qu'on fait, à l'occasion des Ouvrages d'autrui, demandent de ceux qui les font, principalement trois choses. Elles veulent un discours avantageux de l'excellence & de l'utilité de ces Ouvrages; elles veulent qu'on n'oublie rien du merite de leur Auteur, & qu'on rende compte au Lecteur des motifs qu'on a de les publier.

Celui qui a mis au jour le Traité postume de la liqueur Alkaest composé par George Starkey, dont on donne la Traduction dans ce Re-

cüeil, l'ayant honoré d'une Préface, qui contient à peu prés tout
cela, en sa langue, sembloit ne demander de moi, en la mienne, que
la version de cette même Préface.
Aussi n'en aurois-je pas fait davantage, si je n'avois publié que ce traité, & si je n'avois eu des choses à
dire differentes des siennes, sur ces
mêmes chefs, au sujet des autres
Traitez de ce Recüeil; & si mon travail ne m'avoit pas engagé moi-
même à donner raison de mon dessein. Sans donc repeter ce qu'il a déja
dit; je vas entretenir le Lecteur de ce
que j'estime important touchãt mes
Auteurs, leurs Ouvrages & le mien.

Les tîtres de Disciple de Phila le-
te & d'Adepte, que j'ay donnez à
George Starkey dans ce Recüeil,
sont trop considerables pour n'en
dire rien, outre qu'étant le premier,
comme je le pense, qui les lui ay dõ-
nez publiquement, je dois prouver
qu'il les a possedez en effet, & qu'on

peut les lui attribuer avec justice.

Si la capacité d'un Maître n'est pas toûjours une preuve convain-cante de celle du Disciple, elle est aumoins une raison morale de quelque degré d'excellence dans ceux qu'il a enseignez. Car il est certain que nos esprits conservent toûjours quelque trace de l'impres-sion qu'ils ont reçûë de nos Prece-pteurs, quelque foible genie que nous ayons. Mais si nous pouvons dire cela à l'occasion des Etudes speculatives des Ecoles, qui ne sont presque fondées que sur des opi-nions, qu'il nous est permis de pren-dre & de quiter quand nous voulons, quelle conséquence plus avanta-geuse n'en pouvons-nous pas tirer à l'égard de la Philosophie chimi-que, puisque cette Science pratique n'est fondée que sur des experien-ces & sur des faits, dont on s'instruit par les yeux & par les oreilles, & que les principes qu'on s'en forme

demeurent conſtans & inébranla-
bles. Les premieres ſont des impe-
rieuſes, qui veulent qu'on les croye
ſur leur parole & qu'on reçoive pour
certain, ce qu'ils ne peuvent même
nous faire comprendre; la derniere au contraire reçoit nôtre con-
ſentement ſans l'exiger, dautant
que ne nous propoſant rien que dé-
vident & de palpable, ſes dogmes,
ſont autant d'axiomes, qui n'ont
beſoin pour preuve que d'eux
mêmes. Auſſi ne pouvons nous
les contre dire, ſans reſſentir en
même tems les remors de nôtre
conſcience.

C'eſt-là ce qui fait qu'un Maître
excellent, pour peu qu'il rencontre
de naturel, dãs le ſujet qu'il inſtruit,
forme toûjours, avec quelque ſorte
de neceſſité un excellent Diſciple,
dans cette Philoſophie ſenſible. Deſorte que s'il arrive que le Maître
ſoit habile, & que le Diſciple ait
de la diſpoſition, on pourra ce me

semble en conclure assez juste, que le dernier est habile, puisqu'il a été instruit par le premier. Je pourrois confirmer ce que je dis par des exemples sans nombre, que les Arts me pourroient fournir, où l'on a presque toûjours vû les grands Maîtres faire d'excellens Disciples: mais que serviroit cette preuve, en une chose aussi claire que celle-là?

George Starkey ayant donc eu le fameux Philalete pour Maître, c'est à dire cet illustre inconnu dont les écrits donnent tant de lumiere & tant de jour à la Philosophie hermetique, que l'éclat en éblouït l'esprit des Lecteurs, jusques à leur faire méconnoître la Verité, ne pouvant comprendre qu'elle ait pu souffrir, qu'un homme l'ait exposée toute nuë en public, en cela même, où elle a toujours été la plus cachée. C'est à dire, ce grand Artiste, dont les doctes écrits font les delices des Disciples de la Nature: à

qui seuls ils tiennent lieu des écrits
de tous les autres, qui ont precedé ce rare Genie. C'est à dire enfin,
cet excellent Philosophe, qui s'est
fait remarquer le dernier dans l'ordre des tems entre les Adeptes, mais
qui merite sans contredit, d'en être
estimé le premier. Ceux qui ont le
plaisir de posseder & d'entendre ses
Ouvrages, peuvent témoigner que
l'éloge que j'en fais est bien au dessous de son merite ; mais qui pourroit loüer ce qui est au dessus de
toute loüange ?

Quod si sua digna minus est mea pagi-
na laude

At voluisse sat est. Lucan. ad P. son.

Starkey dis-je ayant eu le grand
Philalete pour Maître en une Science pratique doit passer pour un excellent & savant Artiste, quand
nous manquerions des autres preuves que nous avons de sa capacité.
Or qu'il ait été Disciple de ce grand
Maître, il n'y a gueres lieu d'en

douter, aprés le témoignage de Philalete même, qui dans le tître de son livre, qu'il appelle *Vade me cum*, c'est un Dialogue feint entre lui & Starkey, ayant pris le nom d'Agricola Rhomeus, & donné celui de Philalete & de son disciple à Starkey, il lui fait dire au commencement de ce même livre qu'il se nomme *Eireneus Philaletes Philoponus*, & que c'est lui même qui avoit autres-fois composé les deux Prefaces qui se trouvent à la tête des deux Poëmes, intitulez la Moëlle d'Alchimie. *Nomen mihi Eireneus Philaletes Philoponus, qui olim Medullæ tuæ Alchimiæ in duas partes, septemque libros divisæ, duas Præfationes præmisi Epistolas.* Pour entendre ce passage, il faut remarquer, que le vrai Philalete est Auteur du Livre *Medulla Alchimiæ* contenant deux Poëmes en Vers Anglois, divisez en sept livres, & que Starkey est l'Auteur des deux Epîtres qui servent de Préfaces à ces Poëmes, comme je le prouveray bientôt. Que Starkey donc ait été Disciple d'un tel maître ; mais qu'il ait encore été Philosophe Adepte, outre ce que je viens de rapporter , qui prouve la premiere qualité , je pense que son témoignage pour prouver toutes les deux , loin d'être suspect sera seul suffisant pour en persuader le Lecteur judicieux, & raisonnable.

Nous lisons dans la Préface du premier des deux Poëmes Anglois, dont je viens de parler , que cet excellent Maître qu'il appelle en cet endroit son Ami , l'avoit détourné du mauvais chemin, où la lecture des Livres qui ne contiennent que les fantaisies de leurs Auteurs, l'avoit imprudemment engagé. Et qu'en même tems, il lui avoit marqué , par des raisons évidentes la route qu'il devoit tenir pour arriver au but de ses recherches. De sorte

que par ces raiſons, par la lecture
des Livres que cet illuſtre Maître a-
voit compoſez & qu'il lui commu-
niqua, il vint à bout de la preparation du Mercure des Philoſophes,
& d'une Poudre blanche qui ne
projettoit qu'un poids ſur trenteſix,
parce qu'elle avoit été retirée du
feu un peu trop tard.

Cet aveu & cette reconnoiſſance marquent aſſez évidemment ce
que j'ay dit, que Starkey étoit non
ſeulement Diſciple de Philalete,
mais qu'il étoit auſſi Philoſophe
Adepte. Ce qu'on ne conteſtera
pas, ſans doute, quand j'auray é-
clairci deux difficultez, que la ſimple lecture de la Préface dont je
vens de paler, peut produire dans
l'eſprit du Lecteur. C'eſt que l'a-
mi dont Starkey parle, en ce lieu
là, ſemble n'être pas le veritable
Philalete, & que la Préface même ne paroit point l'Ouvrage de
Starkey.

A v

A la verité, sur la simple lecture de cette Préface, vous diriez qu'on y parle de deux Philaletes, c'est à dire de deux Personnes inconnuës, qui prenoient ce même nom ; dont l'un étoit ami de Starkey, & l'Auteur des deux Poëmes ; & l'autre qui n'étoit connu que de cet Ami, & qui étoit celui que nous entendons ordinairement pour le vray Philalete : c'est à dire pour l'Auteur du Livre intitulé *Introitus apertus*. Ce qui favorise encore ce doute, c'est que le recit qu'on y lit des avantures de l'Auteur des Poëmes a quelque chose de different de celui qui se trouve dans l'*Introitus apertus*. Mais d'un autre côté, si l'on considere le stile & les raisonnemens de ces Poëmes, on jugera par la conformité qu'ils ont avec ceux des autres Ouvrages qu'on attribue au vray Philalete, qu'ils sont veritablement de lui : & que les differens recits qui se trouvent dans les

Poëmes, & ces Philaletes multi-
pliez ne font que des feintes con-
certées entre Philalete & Starkey
de peur d'être découverts.

Starkey à deffein ou fans y penfer
nous donne lui-même la preuve de
cette feinte. Car dans la Préface
fur le premier de ces Poëmes, il
fait fon Ami Auteur des deux Poëmes, & dit même qu'il les avoit
compofez à fa priere. Et lorfqu'au
même lieu il fait le dénombrement
des Ouvrages du vray Philalete, il
range avec l'*Introitus apertus* un autre Livre qu'il intitule *de Cabala Sa-
pientium*. Or l'Auteur des deux Poëmes, dans le premier Livre de la feconde partie, reconnoit pour fon
Ouvrage ce Traité *de Cabala Sapien-
tium.* D'où il s'enfuit felon Starkey
même, que l'Auteur *de Cabala Sapien-
tium* étant l'Auteur de l'*Introitus a-
pertus* & des Poëmes, étoit le vray
Philalete, & celui qu'il appelle fon
Ami.

Une autre preuve sans replique, c'est que l'Auteur des Commentaires sur Ripley est incontestablement le vray Philalete. Or dans la Préface de ces Commentaires, il reconnoit les deux Poëmes pour ses Ouvrages, ce que Starkey ne pouvoit ignorer, puisqu'il avouë qu'il avoit lu ces Commentaires. Ainsi les deux differentes personnes dont parle Starkey dans sa Préface sont une feinte, n'étant toutes deux que la seule & même, son Ami le fameux Philalete.

L'autre difficulté peut être plus aisément éclaircie. Starkey, à la verité, n'est point nommé clairement dans les deux Préfaces des Poëmes. Mais outre que son stile ne le fait que trop reconnoitre, c'est qu'il les a toutes deux souscrites par des Anagrammes latines qui contiennent son nom. La premiere finissant par celle ci: *Egregius Christo*; qui par la seule transposition des

lettres nous donne, *Georgius Sterchi*.
Et la seconde par cette autre, *Vir gregis custos*, qui nous donne par le même artifice, ce nom : *Georgius Stircus*.

Cette derniere preuve, quoique assez évidente, peut encore être confirmée par le témoignage de celui qui a mis au jour les Commentaires de Philalete sur les Ouvrages de Ripley. Car dans un avis au Lecteur, qui se trouve à la fin de l'exposition sur l'Epître au Roy Edoüart, il raporte ces Préfaces des Poëmes comme de Starkey, & range les deux Poëmes dans le Catalogue des Livres du vray Philalete : avoüant même que nous n'avons eu les livres du dernier que par l'entremise de Starkey. De sorte qu'aprés cela on ne pourra pas ce me semble douter de ce que j'ay d'abord avancé : Que Starkey a été non-seulement Disciple du fameux Philalete, mais qu'il a été aussi un

Philosophe Adepte.

Si l'autorité ne faisoit point de si fortes impressions sur l'esprit de la plus-part des hommes, & si la raison qu'on rend des choses sensibles & palpables n'étoit reçûë qu'à condition des épreuves ou des experiences, je pourrois me dispenser de rien dire au sujet de la matiere des Traitez de Starkey : l'Auteur ayant raporté ses experiences, & des raisons assez justes pour prouver ce qu'il avance. Mais considerant que nôtre esprit n'aime pas à se fatiguer, & que la plus-part des hommes aiment mieux risquer d'être trompez en croyant aveuglement ce qu'on leur dit, pourvû que celui qui le dit ait quelque reputation, que de s'amuser à examiner, si ce qu'on dit est vray ou faux. Je me trouve obligé d'ajoûter de nouvelles raisons à celles qu'a rapportées nôtre Auteur pour répondre aux objections que la préoccupation de

cette Foydéreglée a suggerées contre ses Ouvrages.

Il ne faut pas être Savant pour
croire, il ne faut qu'écouter & retenir. Et pour le paroître aux yeux
de quelques uns, c'est assez qu'on
ait la memoire remplie de grandes
autoritez. L'autorité à la verité est
une preuve excellente & qui demande nôtre veneration, mais c'est
dans les choses de son ressort & de
sa juridiction, s'en servir hors delà
c'est la profaner. Qui voudroit par
exemple, la bannir de la Theo-
logie, de la Jurisprudence, & des
autres Sciences, qui regardent la
morale & la societé des hommes,
seroit non-seulement impertinent,
mais impie. Dieu demande nôtre
foy, nos respects & nos obeïssances,
aussi bien que ceux qui le repre-
sentent sur la terre, & qui ont quelque droit sur nous : leur refuser ce
devoir legitime, ou s'en vouloir dispenser en demandant des raisons

de tout cequ'ils nous difent, ou nous ordonnent ; ou même mettre en déliberation fi on doit le croire, ou le recevoir, c'eft fe rendre crimi-nel, & rompre la Paix publique.

Mais auffi vouloir affujettir la liberté de nôtre efprit fous le joug de cette Foy imperieufe, dans les chofes que Dieu n'a point voulu reveler, & qu'il a laiffées comme la matiere& l'objet de nos difpu-tes : ce feroit vouloir faire plus que n'a voulu ce fage Gouverneur de la Nature ; ce feroit vouloir s'a-roger un droit qu'il n'a jamais or-donnè qu'on établit fur fes Creatu-tures fpirituelles & raifonnables. Car s'il eft certain, que dans ces fortes de connoiffances, la plus prochaine difpofition pour la fcien-ce, foit le doute, la credulité doit être le premier pas qui nous enga-ge dans l'erreur.

Gardant dõc nôtre foy pour ceux à qui nous la devons, & pour les

choses qui la meritent : refusons
la sans crainte aux imaginaires, à
ces personnes qui nous debitent
leurs fantaisies, avec autant d'assu-
rance & de hardiesse que si elles
étoient des veritez, & ne croyons
que ceux qui ont vû de leurs propres yeux , & à qui l'experience a
appris ce qu'ils nous disent. Tous
les autres quelque reputation qu'ils
se soient acquise, quelque capacité qu'ils ayent, recevons leur témoignage comme une opinion, &
souvenons-nous que cent mille de
ces Témoins ne prouvent rien ,
contre un seul qui dit, jay vû, j'ay
fait.

Starkey avoüé qu'il a fait le Dissolvant qu'on appelle Alkaest, &
que la matiere dont il s'est servi
pour le faire a été l'Urine d'homme. On nie cela, jugeant ce fait
impossible , plûtôt sur des préjugez d'autorité que sur des évidences
de raison , à cause que des person-

nes doctes & de grande reputation
ont cru que le Mercure en doit ê-
tre la matiere.

Ceux qui ont pris ce sentiment,
ont fondé leur opinion sur les écrits
de Paracelse, de Van Helmont, & de
quelques uns des Commentateurs
du premier, sans avoir trop penetré la pensée de ces deux Auteurs.
Et ceux qui lisent aujourd'hui les
Ecrits de ces Savans préocupez, é-
bloüis de leur grande reputation,
se laissent aisément prévenir de leur
autorité : de sorte que persuadez de
leur opinion, tout ce que peut dire
Starkey, apuyé de raisons & d'experiences, se trouve si foible, selon eux, pour resister à la foule &
au poids de tant de noms éclatans,
qu'ils méprisent même de l'écouter.

. . . . *Sed illos*
Deffendit numerus juncteque Umbone
Phalanges. Juvenal.

Le nom d'Alkaest étoit inconnu
dans nôtre Europe avant Paracel.

se , encore ne se trouve-il qu'en un seul endroit de ses Ecrits. Van-Helmont son Disciple en parle plus fréquemment dans les siens ; mais l'un & l'autre, & principalement le premier s'en sont expliquez avec tant d'obscurité , qu'il est presque impossible de comprendre ce qu'ils ont entendu par ce mot. De sorte que bien qu'on soit persuadé que le dernier ait possedé le Secret d'un Dissolvant universel immuable, qui est-ce qu'on entend ordinairement par le mot Alkaest , & qu'il ait cru que ce fût le même, dont a parlé le premier : qu'on examine pourtant tant qu'on voudra les Ecrits de l'un & de l'autre il est certain qu'on ne pourra trouver aucune raison solide qui persuade que la chose qu'ils ont tous deux possedée , & à laquelle ils ont donné le nom d'Alkaest fût semblable ou la même.

De toutes les raisons que nos nouveaux Savans apportent contre

celles de Starkey : je n'en conside-
rerai ici que trois , parce qu'à cel-
les-là , les autres s'y peuvent rapporter , & parce qu'elles font les
principales & qu'elles demandent
qu'on y réponde.

La premiere est , que si selon
Van-Helmont , le grand Circulé &
l'Alkaest de Paracelse font la même chose , il est certain que l'Urine
ne peut être la matiere de l'Alkaest
de Van-Helmont ; puisque dans le
quatriéme chapitre du 10. livre des
Archidoxes de Paracelse , il paroit
que le Mercure commun entre dans
le grand Circulé.

La seconde: Que l'Urine ne peut
être la matiere de l'Alkaest de
Van-Helmont , puisque cet Auteur
dans le Traité *Imago Fermenti* , a pel-
le la matiere de son Alkaest *Latex* :
stupefacta est Religio reperto latice.
Et dans son Traité , *Latex humor neglectus* , il soûtient que le *latex*
n'entre point dans les Urines. *Nec*

est latex pars Vrinæ.

Et la trofiéme : Que dans le 14. Paragraphe du Traité de Van-Helmont appellé *Progymnafma Meteori* ; il eft évident que le Diffolvant univerfel, que cet Auteur appelle Alkaeft ne fe doit point faire avec l'Urine , mais avec le Mercure, comme Gerard d'Orneus difciple de Paracelfe, le marque dans fon Vocabulaire des mots obfcurs de cet Auteur : *Alkaeft Mercurius dicitur præparatus* ; comme Rullandus & Roch le Baillif le pretendent dans leur *Lexicon Alchimiæ*, où ils difent au mot Alkaeft ; *Alkaeft, id eft, Mercurius præparatus in Medicinam Hepatis.* Et comme Tachenius le foûtient dans la Table qu'il a compofée fur les Ouvrages de Van-Helmont, au mot Alkaeft, où il dit expreffement que l'Alkaeft fe fait de Mercure. *Alkaeft fit ex Mercurio*, renvoyant le Lecteur au 14. Paragraphe du Traité *Progimnaf-*

ma Meteori pour s'en convaincre.

Ce font-là les trois raifons que j'entreprens de refuter ici, & comme elles font les plus fortes qu'on ait apportées contre la doctrine & l'experience de Starkey : Si je viens à prouver qu'elles font infoûtenables, je penfe que la découverte de cet Auteur devra demeurer inébranlable & conftante.

Mais fans m'embaraffer dans le detail des preuves que demandent ces objections, je pouvois, par une feule raifon fatisfaire aux doutes du Lecteur & lui recommander fuffifamment le Diffolvant de Starkey. Car quand il feroit vrai que ce Diffolvant ne feroit point le même que celui de Van-Helmont, il n'en feroit ni moins pretieux, ni moins à eftimer pour cela, s'il étoit certain, comme il l'affûre, qu'il eut les mêmes qualitez & les mêmes proprietez de celui de Van-Helmont. Cependant j'ay cru qu'il é-

toit plus à propos de répondre aux
objections, à cause qu'on reconnoîtra par ce moyen, non seulement,
que la plûpart de ceux qui ont lu
Paracelfe & Van-Helmont ne les
on pas entendus : la feule fpeculation n'étant pas toûjous un fecours
fuffifant pour entendre des Auteurs
de ce caractere ; mais on fera encore perfuadé que la nouvelle découverte de Starkey doit être tres
probablement le veritable Diffolvant de Van-Helmont. Et c'eft ce
que les Artiftes, c'eft à dire , ces
Savans qui ont la prudence de ne
juger des chofes phifiques, que par
des raifons foûtenuës d'experiences inconteftables , n'auront pas de
peine à comprendre. Mais avant
qu'on donne des atteintes à la premiere objection, & qu'on montre
qu'elle n'a pas de plus folides fondemens que les deux autres, qu'on
examinera enfuite : Je penfe qu'il
ne fera pas inutile , pour prevenir

les nouveaux doutes que le Lecteur pourroit former, & pour me frayer une route plus aifée à répondre à ces objections, que je prouve deux chofes, que l'on jugera tres conftantes ; la premiere : Que Van-Helmont n'a point lu le 10. livre des Archidoxes de Paracelfe, & la feconde : qu'il s'eft trompé, quand il a cru que le grand Circulé, le petit Circulé, & l'Alkaeft, dont il eft parlé dans les Ecrits de Paracelfe n'étoient que le feul & même Diffolvant.

Quoiqu'il foit aifé, quand on confere les Ecrits de Van-Helmont avec le 10. livre des Archidoxes de Paracelfe, de s'apercevoir que Van-Helmont ne l'avoit point lu, perfonne pourtant, que je fache ne s'en étoit point encore apperçû. Cependant comme l'ignorance de cette remarque caufe les objections dont je viens de parler, & comme elle pourroit être occafion à quelqu'un d'accufer

d'accuſer Van-Helmont d'une faute
qu'il pouvoit difficillement éviter,
il eſt bon qu'on y prenne garde. Et
je penſe être obligé, l'occaſion s'en
preſentant ici de publier les choſes
qui m'en ont perſuadé, afin que les
autres en ſoient auſſi perſuadez.

Il eſt certain que Van-Helmont
mourut en l'année 1644 : & que
le 10. livre des Archidoxes de Para_
celſe n'a point été divulgué avant
l'édition qu'on en fit à Genève avec
les autres Ouvrages du même Auteur en 1658. C'eſt à dire 14. ans a_
prés la mort de Van-Helmont, car
l'édition Allemande de peu d'exem_
plaires qui en fut faite à Mayence
peu avant la mort de l'Auteur fut
toute ſupprimée par ſes Envieux.
Ainſi Van-Helmont n'avoit pu lire
un livre avant ſon impreſſion à
moins qu'il ne l'eût vû manuſcript.
Mais il eſt aiſé de recueillir de ſes
écrits qu'il ne l'avoit point lû ni
manuſcript, ni imprimé. Entre les

B

les preuves que j'en pourrois rapporter , je produirai seulement la
suivante qui rendra comme je pense la chose incontestable.

Van-Helmont dans le 7. chapi-
tre *de Lithiasi* paragraphe 22. décrit
la calcination du *Ludus* de Paracelse
en ces termes: *Teratur Ludus in pul-
verem &c. Sed addatur illi Sal circulatum , de quo Paracelsus libro de Renovatione & Restauratione. &c.* Or si
l'on considere ce que Paracelse dit
du Sel circulé dans le livre où Van-
Helmont renvoye le Lecteur pour
s'en instruire , on reconnoîtra que si
ce dernier avoit lû le 10. livre des
Archidoxes , il seroit tombé dans
un défaut de memoire considerable , d'avoir renvoyé le Lecteur en
un endroit où il ne pouvoit apprendre , que le seul nom du Sel circulé,
puisqu'il pouvoit l'instruire pleinement de la maniere de le préparer,
en le renvoyant au troisiéme chapitre du 10. Livre des Archidoxes ,

où le procedé se trouve decrit tout au long. Cette reflexion me fait donc conclure, & ce me semble assez juste, que Van-Helmont n'avoit point lû le 10. Livre des Archidoxes de Paracelse. Voyons maintenant en quoy il s'est trompé.

Si l'on demeure d'accord de ce que je viens de dire, il sera bien aisé de comprendre que Van-Helmont s'est trompé dans la lecture des écrits de Paracelse. Car qui pourroit, je vous prie, aller à tâtons dans un chemin aussi obscur, aussi difficile, & aussi raboteux que l'est celui là, sans se heurter, ou faire quelque chûte ? il n'y a rien de plus embarassé ni de plus ambigu, que les endroits des Livres de Paracelse où Van-Helmont a bronché. Aussi leur Auteur prévoyant ces insurmontables difficultez, composa pour ses Amis le 10. Livre des Archidoxes, qui devoit être le Filet, pour se conduire dans les dé-

tours du Labyrinte de ſes Ouvrages.
Et l'intitula *la Clef des neuf Livres
de ſes Archidoxes*, pour marquer que
ſans cela on ne pouvoit penetrer
dans ſes Secrets.

On ne peut trop admirer le bonheur de Van-Helmont d'avoir été
privé du 10. Livre des Archidoxes :
car cette privation ayant cauſé ſon
erreur dans ſes recherches, lui donna occaſion de trouver plus qu'il ne
cherchoit, *ſi non erraſſet fecerat ille
minus.* Mart. Il lui arriva comme à
cet Iſraelite qui trouva le Sceptre de
Juda au lieu des Aſnes de ſon Pere.
Car Van-Helmont au lieu du Diſſolvant de Paracelſe, qui ne pouvoit
être au plus qu'un Magiſtere de
Sel, fut aſſez heureux de trouver
un Diſſolvant Univerſel, inalterable, infiniment plus excellent que
celui qu'il cherchoit. Voyons de
quelle maniere cela ſe peut faire.

Van-Helmont aprés dix années
d'Etudes & de voyages, & ſept an-

nées de retraite employées à l'application ſerieuſe des experiences
des choſes naturelles, aiant reconnu
le peu de fruit que la methode Galenique avoit produit juſques à ſon
tems, s'en dégoûta , & penſa qu'il
falloit prendre une route toute differente de celle des autres medecins,
ſi l'on vouloit trouver quelque choſe
d'utile pour la gueriſon des Maladies du Corps humain. L'exemple
de Paracelſe qui ne s'étoit diſtin-
gué du commun , & qui ne s'étoit
attiré la grande reputation qu'il
avoit acquiſe que par ce moyen ,
lui en ouvroit le chemin ; & les
Ecrits de cet Homme extraordinaire dont l'obſcurité & la nouveauté,
donnoient aux autres occaſion de
raillerie , lui en donnant d'admiration & de veneration , acheverent
bientôt de lui faciliter toutes les
ouvertures que demandoit cette
Entrepriſe.

Dans cette vûë , ayant enviſagé
B iij

toutce qui pouvoit servir à la reussi-
te de son dessein, il examina la Doctrine des Ecoles, les Ecrits de Paracelse, ses propres experiences,
n'oubliant pas même les illustra-
tions de son esprit dans ses Extases
& dans ses Songes, pour se former
de tout cela des principes dont il fit
un nouveau Sisteme de Phisique &
de Medecine, où il considera principalement toute l'Oeconomie du
Corps humain, depuis les ébau-
ches grossieres, qu'en forme la Semence jusques à la poussiere où la
mort le reduit.

Pendant ces considerations, s'é-
tant apperçû que toute Generation
suppose une Semence qui dispose la
matiere à devenir un nouvel Etre.
Et ses experiences l'aiant convaincu
qu'on pouvoit reduire tous les Mixtes en eau: Il en concluoit, que l'eau
étoit la matiere de toutes choses; &
que la Semence étoit la seule di-
rectrice interne de la matiere, ou

la cauſe efficiente qui la diſpoſe à
faire les choſes qu'elle doit naturellement produire. Que la Semence humaine doit contenir en ſoy un
eſprit inviſible , ou idée , que la
penſée ou imagination de celui
qui l'engendre , produit. Que cette
idée , eſt l'énergie ou la cauſe efficiente dans la Semence , qui ſe formant un corps des eſprits vitaux
qu'elle y rencontre , agit enſuite de
la même maniere que ſi elle étoit
animée de vie & de ſentiment , le
Pere qui la produite , n'étant que
la cauſe occaſionnelle de l'Em-
brion qui en eſt formé. A l'imitation de Paracelſe il appella cette
idée ainſi corporifiée Archée , qui
prenant la direction de la ſurprenante Machine de nôtre Corps
l'organiſe & le diſpoſe conforme-
ment au Patron ou Image ſeminal
dont il porte les traits ou lineamens
en lui même. Ce Patron ou Image
n'étant pas une figure morte ou ina-

nimée, mais une impreſſion ou ca-
rectere vivant doüé de Science &
de puiſſances convenables à ſes operations. Deſorte qu'il regarda cet
Archée comme le Siege de la vie &
du ſentiment ; comme le premier
& le dernier vivant dans l'Homme, comme le moyen entre le Corps
& la Lumiere de la vie, qui procede du Pere des Lumieres ; comme
l'unique Ouvrier de nôtre Corps,
ſon ſeul Oeconome, ſon ſeul Con-
ſervateur, auſſi bien que ſon ſeul
deſtructeur. Car étant dépoſitaire
de l'odeur fermentative de tous les
Diſſolvans & de toutes les humeurs
de nôtre Corps, & ſes principales
fonctions étant de changer nos A-
limens en nourriture, & d'en faire la
diſtribution dans toutes les parties,
ſelon qu'il s'acquite bien ou mal de
ſon devoir, il le perfectionne ou le
détruit. Il penſa outre cela que nos
Alimens ſe changent en nourriture dans nôtre Corps, par ſix diffe-

rentes preparations ou digestions.
Que par la premiere, ceque nous
mangeons & ceque nous buvons
étant tombé dans nôtre Estomac
s'y fermente & s'y dissout par l'a-
cide de la Rate, & y devient une
Créme acide & diaphane. Que par
la seconde cette Créme ou Chyle
acide étant coulée de l'Estomac
dans le *Duodenum*, y reçoit un nouveau Ferment du Fiel qui s'y répand
qui en change l'acide en salin & le
dispose à se separer en Chime & en
gros Excremens. Le Chime en Sang
en *Latex*, en Urine & en Sueurs;
& des gros Excremens se separe encore le *Stercus* jaune liquide qui co-
lore les Urines, & fait partie du
Duelec. Car selon lui le Ferment du
Fiel, ne cause pas seulement dans
le Chyle une separation du serum,
mais il y cause encore une rectifica-
tion ou disposition conservatrice du
sang, par sa vertu balsamique &
saline, & une vertu corruptice du
serum.   B ▼

Il s'imagina enfuite que ce mêlange confus coulé plus bas ; les
veines du Mefentere en ayant attiré ou fuccé le plus liquide par le
nombre prefque infini de leurs pe-
tites bouches ; le plus épais refte
feparé dans les inteftins comme
dans un filtre , pour y pourfuivre
fon chemin jufqu'au fiege. Pendant
que ce plus liquide ainfi filtré &
attiré dans les veines du Mefentere , commence de s'y fermenter
par l'odeur fermentative du Foye
qui s'y rencontre pour achever fa
troifiéme préparation : afin qu'é-
tant parvenu au Foye il y dépofe
ce qu'il a de plus aqueux & de plus
falé , que les reins attirent au travers de ce Vifcere pour en former
les Urines qu'ils envoyent dans la
Veffie : & que le refte ainfi épuré
& rougi par le ferment du Foye
devienne fang imparfait ; qui porté par la veine cave dans le Ventricule droit du cœur , en foit for-

tement attiré dans le Ventricule gauche , par l'action de la grande Artere , qui l'y attire au travers de la Membrane qui separe ces deux Ventricules comme au travers d'un filtre , pour y être informé de l'ame raisonnable & tellement animé de la vertu fermentative qui s'y rencontre & du mouvement du blas du cœur , qu'il en demeure caracterisé d'une impression de vie & de lumiere , qui acheve sa quatriéme préparation.

De plus il s'aperçût , que ce sang ainsi animé , devenu arteriel , monte dans l'aorte , dont l'agitation augmente tellement la lumiere vitale , qu'il a reçûë dans le cœur où il s'est allumé comme à la lampe de la vie , qu'il se change en esprit vital , & par ce moyen reçoit sa cinquiéme préparation.

Considerant ensuite qu'une portion de cet esprit vital , comme un vent ou air subtil salin , allumé de

la lumiere de vie , s'éleve & monte à la tête par l'aorte pour se ré-
pandre dans le Ventricule du cerveau , par un vaisseau ridé où ses
branches aboutissent ; il crût qu'elle s'y changeoit en esprits animaux
pour y recevoir des caracteres differens convenables à leurs fonctions ; les uns y en recevant de
propres pour le mouvement qu'ils
doivent exercer dans la moüelle
de l'épine du dos; d'autres de propres pour la vision qu'ils doivent
executer dans les nerfs optiques ;
d'autres en recevant de même , de
convenables pour leurs differentes
fonctions ; & le reste dont une partie est employée à l'usage du jugement , de la mémoire , & de
l'imagination ; l'autre est distri-
buée dans toutes les parties au corps
par la bouche des nerfs qui com-
mencent au cerveau. Enfin considerant , dis-je , que l'autre portion
de l'esprit vital , étant portée par

la même Artere dans toutes les
parties de nôtre corps, il recon-
nut, qu'aprés qu'il les a arrosées
il se trouve répandu dans le tissu
des muscles & dans les fibres des
chairs, où il se fermente en autant de manieres differentes qu'il
a besoin de dispositions pour nourrir les parties & pour devenir semblable à elles. De sorte qu'aprés
cette sixiéme & derniere preparation, ce qui se trouve d'excés, ou
qui ne peut s'ajuster à nourrir les
parties, transpire & s'exhâle en vapeur, ou en sueurs.

De ces considerations, passant
à celles qui lui faisoient connoître,
que nôtre fantaisie peint ses images sur les esprits vitaux, qui sont
la propre substance du corps de
l'Archée, il en concluoit, que cet
Archée n'étoit pas moins caracterisé de ces idées, que de celles qu'il
avoit reçûës de l'Archée qui l'a-
voit engendré. De sorte que si ce

Oeconome de nôtre corps, n'agit
que selon les idées dont il se trouve caracterisé, leur impression é-
tant le sceau qui lui fait connoître
ce qu'il a affaire, & qui l'incline
& le détermine dans ses fonctions:
ces idées doivent necessairement
être la cause de nôtre santé ou de
nos maladies. Car s'il arrive qu'elles soient regulieres & qu'elles ne
contiennent que les justes traces
des fonctions loüables des organes
de nôtre corps, il n'en peut suivre
que la parfaite santé, ou l'integrité de la vie ; comme aucontraire
si ces idées sont extravagantes &
opposées au but des fonctions loüables de nos organes, il en resul-
tera l'alteration de l'integrité de la
vie, ou des Maladies.

Ajoûtant à cela, que nôtre Ame,
depuis la chûte de nos premiers Parens, sujette aux passions & aux af-
fections déreglées, imprime sur
l'esprit de vie ou Archée, execu-

reur ou organe de ſes fonctions, les
idées étrangeres de ſes conceptions
turbulentes, & que le caractere qu'il
en reçoit, l'irrite juſqu'à lui faire
oublier ſon devoir : Lui faiſant
former ſur ſoi-même des idées
extravagantes de colere & de fureur qui la défigurent & l'aliennent
tellement de lui-même, qu'il ne
peut plus rien faire qu'à rebours. Deſorte que formant enſuite de nôtre
ſang ou de nos autres humeurs, une
generation conforme au dérégle-
ment de ſes idées, il l'imprime du
ſceau de ſa malice, & produit de
cette maniere la cauſe occaſionnelle de nos maladies.

Ainſi l'Archée vivant, ſelon lui,
le directeur & l'executeur de nôtre
puiſſance imaginative, de nos ſens
interieurs & exterieurs, de nos digeſtions, & de toutes les diſtribu-
tions qui ſe font dans nôtre corps ;
aiant toutes les matieres qui s'y rencontrent à ſa devotion & ſous ſa

conduitte , peut de plain droit & à
ſa volonté , y produire tous les mou-
vemens & toutes les alterations qui
s'y peuvent faire : d'où il s'enſuit ,
que la ſanté ou la maladie dépendent de lui , & qu'on le doit regarder comme le directeur de toute la
Scene de nôtre vie.

Aiant aperçû par ces conſidera-
tions que les Maladies n'étoient autre choſe que les idées ou images
imprimées ſur le corps de l'Archée
qui le mettent dans la confuſion. Il
comprit que la gueriſon n'en pouvoit arriver , qu'en effaçant ces mêmes images & en remettant cet Archée dans la tranquilité.

Mais comme il avoit reconnu que
ces caracteres peints ſur le corps de
l'Archée , manquoient de parties
aſſez ſenſibles pour être touchées
ou penetrées par des corps ordinaires. Et que dans la maladie , il
n'y avoit que la ſeule nature alterée , ou la ſeule integrité de la ſan-

té bleſſée , il en concluoit qu'il n'y
avoit que les ſeuls eſprits agitez à
conſiderer & à remettre dans la
tranquilité. Et par conſequent qu'un
ſeul remede lui ſuffiroit , pourvû
qu'il fut tres-ſubtil , tres-penetrant,
& entierement conforme à nos eſprits vitaux. Afin que paſſant par
toutes nos digeſtions ſans alteration
de ſa vertu ſpecifique & balſamique,
il pût être porté dans toutes les parties de nôtre corps pour y remettre
nos eſprits en tranquilité.

D'ailleurs aiant remarqué que
Paracelſe avoit gueri un grand nombre de Maladies eſtimées incurables , il s'imagina qu'il n'avoit pû
faire ces prodiges ſans être Adepte , c'eſt à dire , ſans être poſſeſſeur d'Arcanes ou de remedes im-
mancables , dont la vertu conſiſtoit
principalement à apaiſer la colere
de l'Archée , en effaçant de ſon
corps les caracteres ou impreſſions
des maladies dont il étoit ſoüillé ,

ou en ôtant les choses nuisibles qui
le détournent de son devoir. Et
que la préparation de ces sortes
de remedes ne dépendoit que d'un
seul dissolvant, ou liqueur immuable qui avoit la force de réduire
les corps en leur premiere matiere
liquide, sans corrompre leur vertu
seminale & specifique : ne faisant
que déveloper leurs vertus pour les
rendre propres à faire ce que nous
venons de dire.

Outre cela, persuadé que les maladies sont une suite du peché, il en
concluoit qu'elles ne peuvent être
gueries que par une grace particuliere de Dieu. Car considerant la
vie comme une lumiere, qui vient
du Pere des lumieres ; la maladie
comme une privation d'une portion
de cette lumiere ; & la mort comme la privation du tout : il étoit
bien manifeste, selon lui, qu'il n'y
avoit que Dieu qui pût r'allumer ce
flambeau éteint, ou le remettre en

vigueur quand il étoit languiſſant.
De plus liſant dans l'Ecriture
Sainte , que Dieu avoit créé la Medecine de la terre & non les Medecines ; il prétendoit que ce paſſage prouvoit deux choſes ; la premiere , qu'un ſeul remede ſuffiſoit
pour guérir toutes les maladies ; &
la ſeconde que la Medecine étant
un pur don de Dieu , il n'y avoit
que les perſonnes inſpirées , ou les
illuminez Adeptes , qui puſſent
poſſeder quelque choſe de réél ,
pour le rétabliſſement de la ſanté
des hommes. *Sat eſto mihi* , dit-il ,
dans ſon traité , *Reſpondet Author* ,
quod nuſquam appareant ſigna niſi in-
ter potitos Arcanis , id eſt , Ade-
ptos.

Sur ce fondement aiant ſouvent
prié , & demandé le don de guerir
les Malades , il crût l'avoir obtenu
dans ſes ſonges. Où dans un, on l'aſ-
ſuroit qu'il ſeroit Medecin , & que
l'Ange Raphaël lui ſeroit donné

pour sa conduite ; *In isto conceptu,
erat præceptum intrinsecum quod fierem
Medicus , & quod mihi daretur quan-
doque ipsum Raphaël.* (*In studia Au-
thoris.*) Dans un autre on lui donna
un Livre à manger , comme au
Prophete Ezechiel ; *Quanquam Ja-
nitor vocem non daret , scivi tamen
istum libellum mihi devorandum.* Et
un Esprit du premier Ordre lui fit
present de la liqueur Alchaest. *Tum
dein alter spiritus superioris ordinis dedit
mihi lagenam in qua erat unius verbi,
IGNIS-AQUA. Nomen prorsus sim-
plex , singulare , indeclinabile , insepa-
rabile, immutabile, & immortale.* (*Potestas medicaminum.*)

C'est delà sans doute qu'il crût
être en droit de décider de toutes
choses comme il faisoit , & assez
Magistrallement. Car fondant sa
doctrine sur ses songes & sur ses vi-
sions preferablement à sa raison ,
parce qu'il croyoit qu'ils venoient
de Dieu , il pensoit qu'elle devoit

être immancable. *Aristoteles enim non aliam agnovit scientiam quam quæ è præexistente sensuum cognitione pullulat : sed est alia in demonstrabilis, in qua ipse dator sui luminis manet Interpres, supra omnem syllogismi ambitum : adeo tamen certa, quod totus mundus, ne minimum in sciente dubitationem moveat. (de Lithiasi cap. 7.) Cæpi ergo deinceps contueri quod meus intellectus plus proficeret per figuras, imagines & visiones fantasiæ somniales quam per rationis discursus. (Venatio scientiarum.*

Outre cela se croyant Adepte, au rang desquels il se met souvent sans façon : *in primis norunt Adepti mecum. (Respondet Author.)* Et pensant que ces illuminez Adeptes, avoient l'Esprit de Dieu : *Vocantur hi Adepti quorum etiam Rector Spiritus Dei est. (de Magnetica vulnerum curatione.)* On peut juger delà s'il pouvoit avoir bonne opinion de soi-même, & si on doit être surpris que

fa préfomption lui ait fait com_
mettre plufieurs erreurs.

Voila les idées qu'on a prifes du
caractere d'efprit de Van-Helmont, du fondement de fes principes & de fa Doctrine, de la maniere qu'il fe fit Medecin, & qu'il
obtint l'Alkaeft, dont nous devons
tirer des confequences pour la
plûpart des chofes qui nous reftent
à dire. Montrons maintenant qu'il
s'eft mépris en confondant le
grand Circulé, le petit Circulé,
& l'Alkaeft de Paracelfe, comme
fi ces chofes n'avoient été que le
feul & même diffolvant : pour répondre enfuite aux Objections
qu'on fait à Starkey.

Van-Helmont n'avoit point lû le
10. liv. des Archidoxes, nous l'avons
prouvé ; mais s'étant allé imaginer
que Paracelfe, dans fes autres
Ouvrages, avoit donné des
noms differens à l'unique Diffolvant des Adeptes, fans avoir rien

dit de la maniere de le faire, qu'il tenoit secrette, crut qu'il pouvoit en user de même, parce qu'il se croyoit Adepte comme lui. C'est pourquoi aiant pensé que dans le 4. & 5. Chapitre du 6. Livre, & dans le 8. Chapitre du 8. Livre des Archidoxes, Paracelse avoit apellé ce prétendu *Dissolvant Circulatum* : dans le 3. Chapitre de ce dernier Livre *Circulatum Majus.* Dans le second Chapitre du 9. Livre, *Circulatum Minus* Dans le 4. Chapitre du 8. Livre, *Aqua Solvens.* Dans le 4. Livre. *Aqua comedens, & Acetum radicis.* Dans son Livre de *Renovatione & Restauratione, sal solutus, & sal circulatus.* Et enfin dans le second Livre *de viribus membrorum, A kaest.* Van. Helmont, dis-je, s'étant allé imaginer, que Paracelse avoit donné tous ces noms differens au Dissolvant des Adeptes, pensa qu'il étoit en droit d'en user de même, à l'égard de

son Alkaeſt, qu'il croyoit cet unique Diſſolvant, & le même que
Paracelſe avoit nommé de tous les
noms differens que nous avons raportez.

C'eſt pourquoi à l'imitation de
cet Auteur, qu'il regardoit comme ſon Maître, il a appellé ſon
Diſſolvant, Alkaeſt, dans ſes Traitez : *Progymnaſma meteori* ; *Elementalium figmentum* ; *de febribus* ; *de Lithiaſi* ; *Arcana Paracelſi*, *Arbor vitæ* ; *Ignota actio* ; *complexionum atque*,
&c. Il l'a appellé, *Sal Circulatus*,
dans ſes Traitez : *Spiritus vitæ* ;
Pharmacopolium ac diſp. Il l'a appellé, *Circulatum majus*, dans ſon Traité *Pharmacopolium ac diſp.* *& uni-
verſale ſolvens*, dans ſon Traité *Po-
teſtas medicaminum.* Il l'a appellé
du ſeul mot *Diſſolvens*, dans ſon
Traité, *Reſpondet Author* ; des mots
Diſſolvens immutabile, dans ſon
Traité *de Febribus.* Il l'a appellé
Aqua ignis, dans ſon Traité, *Pote-
ſtas*

stas medicaminum ; Aqua quam mani-festare non libet , dans son Traité *Complexionum atque &c. Latex* , dans son Traité, *Imago fermenti ; Summus atque felicissimus salium* , dans son Traité *Potestas medicaminum ; Liquor unicus* , dans son Traité de *Lithiasi* ; *Liquor dissolvens* , dans son même Traité ; *& Liquor exiguus* , dans son Traité , *Pharmacopolium atque* , *&c.*

Van-Helmont s'étant encore ima-giné, que Paracelse donnoit les mê-mes noms à ses Remedes qu'à son Dissolvant, dans le 3. Chapitre du 8. Livre des Archidoxes , où il appelle *Circulatum majus* , un Eli-xir de Baume naturel ; & dans son Traité *de Viribus Membrorum* , où il nomme Alkaest, un remede pour le Foye ; Van-Helmont, dis-je, n'a pas manqué d'imiter Paracelse en cela, comme dans les autres choses, en donnant les noms d'Alkaest & de *Circulatum majus* , à des Remedes

qu'il décrit dans ses Traitez : *Res-*
pondet Author ; Potestas medicaminum
& Pharmacopolium ac disp. Mais
qu'il se soit trompé , en croyant
que le *Circulatum majus* , le *Circu-*
latum minus , & l'Alkaest de Pa_
racelse ne fussent qu'un seul & même Dissolvant , c'est dont on pourra aisément se convaincre , si l'on
examine les endroits qu'on vient de
citer , & le passage du Traité *Ar-*
cana Paracelsi , où il confond l'Alkaest avec le Sel-Circulé : *Emi-*
nentior est ejus liquor Alkaest immor-
talis , immutabilis aqua solvens , & sal
circulatus ejus , qui reducit omne cor-
pus , &c. Et si on les confere avec
les Chapitres 3. & 4. du 10. Livre
des Archidoxes , & avec le 6. Cha_
pitre du second Livre *de Viribus*
Membrorum de Paracelse : Car on
verra que ce dernier dans le premier des 3. Chapitres que je viens
de marquer , décrit la préparation de son *Circulatum minus* , qu'il

appelle en cet endroit, *Sal Circu-*
latum : qui ne peut être autre chose qu'une quint-essence de Sel commun ou un Dissolvant ; on verra,
dis-je, que dans le second de ces
Chapitres, Paracelse y fait mention de son *Circulatum majus*, qui
n'est autre chose qu'une dissolution
de Mercure faite avec son *Circula-*
tum minus, qu'il appelle quint-essence, ou premier être de Mercure ; & qui à proprement parler est
un Remede. Et enfin on verra dans
le 3. de ces Chapitres, que Paracelse y décrit un Remede pour le Foye
qu'il appelle Alkaest, & non pas
un Dissolvant.

Par l'examen de ces passages,
on reconnoîtra donc que le *Circu-*
latum minus, le *Circulatum majus*
& l'Alkaest, sont trois choses toutes differentes dans les Ecrits de
Paracelse, & que Van-Helmont s'est
trompé de les confondre, ou de
les prendre l'une pour l'autre com-

me il a fait. Ainſi ſa mépriſe étant
évidente , il n'eſt point neceſſaire
que je m'amuſe à l'éclaircir davantage , mais je dois au plûtôt paſſer
à la premiere objection qu'on fait
à Starkey , & dire en deux mots,
pour y répondre : que puiſque
Van-Helmont s'eſt mépris en confondant l'Alkaeſt avec le *Circula-*
tum minus , & le *Circulatum ma-*
jus de Paracelſe , qu'il a cru être
la méme choſe , on n'en peut rien
inferer contre le ſoûtient de Starkey. Car quoi qu'il ſoit évident
que le Mercure entre dans la préparation du *Circulatum majus* de
Paracelſe , il n'eſt pas clair pour
cela que ce même métail ait été
la matiere au Diſſolvant dont il
préparoit le remede pour le Foye
qu'il appelle Alkaeſt dans ſon Traité *de Viribus membrorum.* Ainſi il ne
s'enſuit nullement de cela que Van-
Helmont ne ſe ſoit pas ſervi de l'U-
rine , ni qu'il ſe ſoit ſervi du Mercu-

re, pour faire ſon Alkaeſt, principalement s'il eſt vrai, nous l'avons
prouvé, qu'il n'ait point lû, le 10.
Livre des Archidoxes de Paracelſe. Ainſi on ne doit point aſſurer,
comme on fait, qu'il ſoit faux que
l'Urine ne puiſſe pas être la matiere de l'Alkaeſt de Van-Helmont,
ſi l'on n'en a pas d'autres preuves
que celles qu'on a réfutées.

Mais c'eſt trop nous arrêter à
répondre à une objection in ſoûte-
nable dont on a ſappé les fondemens, par les choſes qu'on a raportées : voyons ſi la ſeconde qu'on fait
à Starkey eſt plus ſolide que cette
premiere, & ſi elle a dequoi ſe ſoû-
tenir.

Les mots ſont des ſons inventez
pour nous communiquer nos pen-
ſées les uns aux autres : On peut
y attacher l'idée qu'on veut, pourvû qu'on avertiſſe ceux avec qui on
communique, qu'on entend par un
tel mot ou ſon, une telle idée. Mais

C iij

comme il n'y a que ceux qui ont eu
part à cette convention, qui se puis-
sent servir de ces mots sous cette
idée : il est necessaire que ceux qui
veulent connoître ce que signifient
les mots ou sons dont se servent
quelques hommes entr'eux pour
se communiquer leurs pensées, ap-
prennent de ces mêmes hommes,
l'idée qu'ils ont attachée aux mots,
dont ils font usage. D'où vient
que si je veus m'instruire du langage d'une Nation, d'un Art, ou
d'une Science, je dois avant toutes
choses m'informer de ceux qui
composent cette Nation, où pro-
fessent cet Art, ou cette Science,
de l'idée qu'ils ont liée aux mots,
ou sons dont ils se servent pour se
faire entendre.

Ces mots ou sons ainsi reçûs entre ces personnes à condition de telle, ou telle signification, seront
sans doute entendus d'un chacun
d'eux. Mais s'il arrive que l'une

de ces mêmes perſonnes ait une
nouvelle idée , & qu'elle ne trouve point de ſon ou de mot reçû
pour la ſignifier , & la faire entendre aux autres ; eſt ce qu'il ne lui ſera point permis de prende un des
mots ou ſons déja reçus pour ſignifier certaine choſe , pour y attacher ſa nouvelle idée , & de convenir avec ceux à qui il a deſſein
de ſe faire entendre , qu'il a lié
cette nouvelle idée à ce mot, qui en
a déja une autre ?

Ce mot , aprés cette nouvelle
convention , ſera ſans doute équivoque , puiſqu'il pourra exprimer
deux idées , ou qu'il aura deux differentes ſignifications : de ſorte
que ceux qui auront eu part à cette
convention, pourront à leur gré ſe
ſervir de ce mot équivoque , tantôt
en l'une & tantôt en l'autre de ces
differentes ſignifications.

Appliquons maintenant cette
Theorie au ſujet de nôtre conte-

ſtation , & tirons en dequoi la ter-
miner. Van-Helmont aiant con-
ſideré certaine humeur du corps
Humain inconnuë aux Medecins ,
ou negligée de ceux qui l'avoient
précedé , s'aviſa d'en parler dans
un Traité exprés , afin d'en faire
connoître les uſages & les proprietez. Mais comme il étoit le premier qui en avoit écrit , il étoit
obligé de lui donner un nom , ce
qu'il ne pouvoit faire ſans ſe ſervir
de quelqu'un de ceux qui étoient
déja reçûs , pour ſignifier autre
choſe ; ou ſans en inventer un. Si
bien que trouvant le mot *Latex* ,
qui ſignifioit déja entre les Latins,
toute ſorte de liqueur , ou d'humeur , il le jugea tres-commode
pour déſigner cette humeur negligée dont il vouloit traiter. Ainſi
pour s'en ſervir il y attacha donc
cette nouvelle idée.

Mais s'enſuit-il pour avoir lié la
nouvelle idée de l'humeur negligée

au mot *Latex*, qu'il ait renoncé à ne jamais se servir de ce mot qu'en cette signification ? Si on conclut l'affirmative de cette proposition, la conséquence sera trop forte pour la recevoir sans preuves. On tire neanmoins cette conséquence, quand on dit : Que puisque Van-Helmont dans son Traité *Latex humor neglectus*, a dit que le *Latex*, c'est à dire, cette humeur nouvellement découverte, dont il traite dans ce Livre, ne fait point partie de l'Urine : *nec est Latex pars urinæ*, lorsqu'il s'est servi du même mot dans son Traité *Imago fermenti*, pour signifier la matiere de l'Alkaest : *Ac tandem stupefacta est Religio reperto latice*, on ne doit pas l'entendre de l'Urine.

Mais quand il seroit vrai comme il ne l'est pas, que Van-Helmont ne se seroit point servi de ce terme dans ses Ouvrages, que pour y signifier l'humeur negligée,

C v

il ne s'en ensuivroit nullement que
ce même terme ne pourroit signifier l'Urine dans l'endroit du Traité *Imago fermenti* , puisqu'au moins
en ce seul endroit il peut en avoir
usé dans sa signification ordinaire.
Aussi les Deffenseurs de l'objection
que nous impugnons , le prouvent
eux-mêmes sans y penser , par leur
propre soûtient. Car s'il est faux,
selon eux , que Van-Helmont ait
entendu autre chose que l'humeur
negligée par le mot *Latex* de l'endroit du Traité *Imago fermenti* , il
s'en ensuivra que l'humeur negligée sera la matiere de l'Alkaest.
Or bien loin que ce soit leur opinion , ils pensent que le Mercure
en soit la matiere. Donc selon eux-
mêmes , le mot *Latex* du Traité
Imago fermenti signifie le Mercure;
& partant selon eux-mêmes , ce
mot en ce lieu-là , peut avoir une
autre signification que l'humeur negligée. Or s'il peut avoir en ce

lieu-là, une autre signification que celle de l'humeur negligée, il peut par conséquent y être entendu de l'Urine comme Starkey l'a prétendu.

Mais quel besoin avions nous de montrer que les Deffenseurs de l'objection que nous refutons, détruisent eux-mêmes leur soûtien par leur propre raisonnement, puisque leur objection aiant été résoluë par Van-Helmont même, est insoûtenable. Cet Auteur dans ses Ouvrages s'est tellement servi du mot *Latex*, en un autre sens que celui de l'humeur negligée, qu'il en use non seulement pour marquer la séve du Bouleau, dans son Traité *In verbis, herbis, & lapidibus: Quod alibi ostendi per laticem decurentem è ramo betulæ* ; mais il s'en sert même pour marquer l'Urine, comme il paroit dans son traité *De sextuplici digestione*, où il dit : *Latice interim salso à renibus transhepar ac-*

tracto , ipse committitur renibus , &
veſſicæ ad depellendum. On ne peut
pas douter que la liqueur ſalée dont
Van-Helmont parle en cet endroit,
ne ſoit l'Urine , ou la matiere de
l'Urine , ou du moins une partie de
l'Urine : puiſqu'on ne peut pas
dire que cette humeur ſalée tirée
du Foye ſoit l'humeur negligée :
Van-Helmont aïant dit dans ſon
Traité *Latex* , que cette humeur
eſt privée de ſel : eſt que *Latex
manifeſti adhuc ſalis expers.*

Si ce dernier paſſage n'eſt pas
aſſez exprés pour prouver ce que
j'avance , en voici un autre qui
rendra ma réponſe ſans replique
& l'objection ſans deffenſe. C'eſt
l'endroit du 2. Chapitre de *Lithiaſi* , où Van-Helmont prouvant que
la chaleur n'eſt pas la cauſe efficiente de la pierre , appelle du
nom *Latex* l'Urine contenuë dans
la veſſie , dans laquelle la pierre
nage. Voici ſes paroles : *ſi calor*

esset efficiens calculi : longe majores
essent quærimoniæ , in calculo vesſicæ ;
eo quod hic , propter majorem sui du-
ritiem , majoris quoque caloris & ra-
refactionis fœtus esset , quam renum.
Magisque quod ille continuò fere latice
natet. Van-Helmont donc s'étant
servi du mot *Latex* dans ses Ouvrages , non seulement pour signifier l'humeur negligée , mais encore pour signifier l'Urine , comme
nous venons de le prouver : la seconde objection que nous réfu-
tons , doit être estimée captieuse,
& un pur paralogisme , rien n'empêchant que cet Auteur n'ait pû
entendre l'Urine par le mot *Latex,*
dans le passage *Imago fermenti* , qui
signifie en cet endroit , la matiere
de son Alkaest , encore qu'il eût
dit dans son Traité *Latex humor ne-*
glectus , que le *Latex* n'est point
une portion de l'Urine ; puisque
dans le premier passage , ce mot
est pris dans sa signification gene-

rale , qui désigne tout ce qui est liquide ; & dans le second , il est pris en une signification particulie-re pour marquer seulement l'hu-meur negligée.

Enfin pour répondre à la troi-siéme objection , je dis que par les Ecrits de Van-Helmont , il est si peu évident , que son Dissolvant universel , qu'il appelle Alkaest, se doive faire du Mercure , soit en tout , soit en partie ; que sans me servir d'autres principes , que des siens je prétens faire voir que ce métal n'en peut être la matiere.

Ce Dissolvant , selon lui , doit être un sel. *Summus autem atque fe-licissimus salium est. Potestas medica-minum.* Or si ce Dissolvant se fait de Mercure comme on le prétend; il faudra réduire le Mercure en sel pour le faire ; ce qui est im-possible selon Van-Helmont : car dans son Traité *Tria prima chymi-ca* , il prétend que le Mercure soit homogene , & qu'on ne le puisse diviser en Sel , en Soulphre & en Mercure , qui sont les trois principes de Paracelse ; d'où il prend occasion de railler les Charlatans, qui se vantent de le pouvoir réduire en huile , en sel , en vitriol , & en eau , ne considerant pas que le Mercure est naturellement homogene. *Susurros audire videor , quod plurimos Artificum offenderim , qui Mercurii oleum , salem , vitriolum & aquam , plenis stentantur buccis , quodque illos mendacii arguam vel imposturam , &c... Natura Mercurii includit perfectam homogeneitatem.*

Le Dissolvant de Van-Helmont doit être homogene & immuable , & doit réduire les choses qu'il dissout en leur premiere matiere liquide , comme son Auteur le soûtient dans son Traité des fiévres : *Discite Dissolvens aliquod quod sit homogeneum , immutabile, dissolvens sua objecta in materiam primam liquidam.* D'où

il s'enfuit , que fi l'on veut faire
avec le Mercure , un Diffolvant
qui ait toutes ces qualitez : le Mercure commun étant un Mercure
accompagné de matieres heterogenes ; on le fera de tout ce Mercure ; ou de fes parties étrangeres,
ou de fes parties effentielles. On ne
pourra le faire de tout ce Mercure
felon Van-Helmont , puifqu'étant
accompagné de parties étrangeres , il faudroit pour cela qu'elles
devinffent une même chofe avec
lui : ce qui eft impoffible. Car
n'étant que des terres , du fel , &
du foulphre combuftile , elles ne
font point Mercure & ne le peuvent devenir par Art , puifqu'étant
feparées du cœur ou noyau du
Mercure , qui felon lui , eft la feule chofe qui foit Mercure dans le
Mercure commun , elles peuvent
être détruites & réduites en eau
commune. *Scio ex arena* , dit-il dans
fon Traité , *Tria prima* , *filicibus* , &

saxis non calcariis , nunquam sulphur aut Mercurium trahi posse. Mercurius enim purus , distinctus à sulphure combustili , quod Mercurio , vulgari , plus minusve in est. Ce qu'il confirme dans son Traité *Elementalium figmentum* , où il dit la même chose : *Nunc demonstrare assumo , corpora nimirum sive opaca , sive diaphana , solida sive fluxilia , homogenea , sive dissimilia , puta lapides , sulphura , &c. in aquam omnino insipidam totaliter reduci.* Et dans son Traité *Elementa* , où il soûtient la même Doctrine : *nostra namque mecanica mihi patefecit , omne corpus , puta saxum , lapidem gemmam , marcassitam argilam , terram sulphur , &c. transmutari in salem actualem æquiponderantem suo corpori unde factus est , & quod sal iste aliquoties cohobatus cum sale Circulato Paracelsi suam omnino fixitatem amittat tandem transmutetur in liquorem , qui tandem in aquam insipidam transit.*

Pour les mêmes raisons que nous venons de dire, ce Dissolvant ne peut être fait des matieres étrangeres du Mercure commun, qui à proprement parler ne sont point Mercure, mais des impuretez avec lesquelles il s'est mêlé en sa naissance. Car si ces matieres peuvent être réduites en eau insipide ou commune, comme la mecanique de Van-Helmont que nous venons de raporter le prouve, elles ne pourront jamais produire par quelque artifice que ce soit une liqueur inalterable telle que l'Alkaest.

On ne peut pas non plus, selon Van-Helmont, faire ce grand Dissolvant des parties essentielles du Mercure commun, qui sont proprement Mercure. Car le Mercure épuré de tout ce qui lui est étranger, est inalterable, & ne peut par quelque artifice que ce soit être changé en une autre disposition, que sa disposition natu-

relle & metallique. *Reperitur nam-*
que, dit il, dans son Traité *Progym-*
nasma meteori, Mercurius postquam
est spoliatus isto sulphure (il entend
par ce soulphre, ces matieres étrangeres) *nullo igne mutabilis, quia est*
Mercurius de Mercurio.... Aqua ita-
que, est interno metallorum Mercu-
rio simidima, qui cum omni prorsus,
metallici sulphuris labe, jam exutus,
tam sibi unde quaque indissolubili ne-
xu cohæret, ut radicaliter omnem di-
visionem, arte, aut natura possibilem
respuat.... Estque ideo in ipso Mercurio
prout in Elementis, ratio propinqua in-
destructibilitatis.

Mais le Mercure dépoüillé de ses
terres, de son humidité étrangere,
ou de son soulphre externe, ne change plus au feu, selon Van Helmont,
parce que c'est du Mercure de Mercure. *Reperitur namque Mercurius,*
dit-il, dans son Traité *Progymnasma*
meteori, postquam est spoliatus isto sul-
phure, nullo igne mutabilis. Quia est

Mercurius de Mercurio. Ce Mercure donc ajoûte-t-il, purgé de sa tache originelle, & devenu vierge, ou pur, ne se laisse plus toucher des soulphres ou des semences étrangeres, qu'il ne les consume aussi-tôt, ou qu'il ne les détruise, à l'exception de son semblable. *Mercurius ergo originale, labe mendatus atque virgo, non sinit se amplius à sulphuribus aut seminibus apprehendi, quin hæc confestim consumat ac velut conficiat, excepto suo compari.* Donc conclut-il, l'interieur du Mercure, le noyau du Mercure, n'est point atteint des Dissolvans, bien loin d'en pouvoir être penetré. *Ergo interior Mercurii nucleus à dissolventibus non attingitur, multo minus terebratur.* D'où il s'ensuit que le Mercure, selon lui, est inalterable.

Mais le Mercure ainsi épuré, disent nos adversaires, doit être necessairement l'Alkaest de Van-Helmont. Car s'il ne change point

au feu, *nullo igne mutabilis* ; s'il ne se
mêle qu'avec son semblable , *exce-*
pto suo compari ;   & s'il ne se laisse
toucher à nulle autre chose , qu'il
ne la détruise , *non sinit se amplius à*
sulphuribus aut seminibus apprehendi ,
quin hæc confestim consumat , ac velut
conficiat ; il est sans doute qu'il a les
mêmes proprietez & les mêmes
qualitez, que Van-Helmont donne
à son grand Dissolvant , dans son
Traité *Ignota actio Regiminis* ; où il
dit : *Quæ longè clarius per Adeptos de-*
monstrari possunt : quibus scilicet uni-
cus & idem liquor Alkaest , omnia to-
rius universi corpora tangibilia , perfe-
ctè reducit in vitam eorumdam pri-
mam , absque ulla sui mutatione , vi-
riumque diminutione. A solo autem
suo compari subter jugum trahitur , at-
que permutatur.   Or si ce Mercure
a les mêmes proprietez que son
Alkaest , ajoûtent-ils , on le doit
prendre pour l'Alkaest , & comme
il a été fait avec le Mercure ,

70

il est évident que cet Alkaest est fait de Mercure, & non pas d'Urine.

Nous répondons à cela, que si le Mercure épuré dont parle Van-Helmont, dans son Traité *Progymnasma meteori*, étoit l'Alkaest ; il s'en ensuivroit l'absurdité, que l'Alkaest ne se pourroit faire sans l'Alkaest, ni sans le travail des Adeptes. Car le Philalethe dans la seconde conclusion de son Commentaire sur l'Epître de Ripley au Roi Edoüard, soûtient que les heterogeneitez du Mercure ne se peuvent parfaitement découvrir par aucun Art que par la liqueur Alkaest. Et Van-Helmont dans le Traité que nous en venons de citer, prétend que cette parfaite dépuration du Mercure ne se peut faire que par l'Art des Adeptes. *Si quidem in Mercurio deprehendi quoddam sulphur externum, originalem metalli labem continens. Quæ quia originalis, ideo dif-*

ficulter tollitur. Qua tandem nihilo-
minus per artem separata, aiunt periti
Mercurium superfluo sulphure & humi-
do superfluo mundatum.

Mais il est aisé de reconnoître
que Van-Helmont dans ce Traité, entend le Mercure des Philosophes, par cette sorte de Mercure épuré, & non pas l'Alkaest,
puisqu'il y fait dire à Geber, qu'il
n'y a point d'humidité qui lui soit
semblable dans la Nature à cause
de sa simplicité homogene, qui
fait qu'il s'envole du feu tout entier
sans changement, ou qu'il y per-
severe tout entier, par une transf-
mutation, faite par une semence
metalique. *Aqua itaque, est inter-*
no metallorum Mercurio simillima,
qui cum prorsus, metallici sulphuris la-
be, jam est exutus, tam sibi unde qua-
que indissolubili nexu cohæret, ut ra-
dicaliter omnem divisionem, arte, aut
natura possibilem, respuat. Hinc data
Gebro occasio dicendi, nullam in re-

rum serie , humiditatem , Mercurio si-
milem , propter homogeneam simplici-
tatem , in ignis tormento , sibi perpe-
tuo constantem. Siquidem vel totus , in
sui natura immutatus , ab igne evolat :
vel totus , per seminis transmutationem,
in igne perseverat. Ce qui se confirme par cet autre endroit du même
Traité , où il dit : Que ce Mercure
une fois dépoüillé de sa tache originelle , devenu vierge , ne se laisse
plus toucher par les soulphres ou
les semences qu'il ne les consume
ou les détruise , à l'exception de son
semblable , qui n'est autre chose
que l'or ou le métal parfait. *Mer-*
curius ergo originali labe mendatus ,
atque virgo , non sinit se amplius à sul-
phuribus aut seminibus aprehendi , quin
hæc confestim consumat , ac velut confi-
ciat , excepto suo compari. Or que l'or
ou l'argent soient le soulphre parfait ou le semblable du Mercure des
Philosophes au langage des A-
deptes : l'Auteur du Traité attri-
bué

bué à Saint Thomas nous en est
un témoin qui dit au 3. Chapitre :
*Quidam male intelligunt Philosophos
quia credunt ex solo Mercurio sine so-
rore vel compare ejus perficere. Ego
tibi dico secure, quod cum Mercurio
nihil extranei addas; & scias quod au-
rum vel argentum non sunt extranea
Mercurio.* Le semblable dont il est
parlé dans cet endroit de Van Helmont, est donc l'or ou l'argent, ou
le soulphre parfait; le Mercure & le
soulphre des Philosophes étant semblables en pureté & la seule matiere de leur pierre. *Mercurii in-
quam sophici*, dit Philalete dans son
*Introitus apertus, cap. 24. qui solus per
totum illud tempus operatur compari
suo.* Mais le semblable de l'Alkaest,
dont il est parlé dans le Traité *Ignota actio regiminis* Nombre 11. *A solo
autem suo compari subter jugum trahitur,
atque permutatur*, n'est pas le même
que le semblable dont on parle
dans le Traité *Progymnasma meteo-*

ri, qu'on vient d'expliquer, mais il est le même que le semblable dont on fait mention au 4. Chapitre de *Lithiasi*, c'est à dire, nôtre feu commun ; cet Element selon la Doctrine de Van-Helmont étant le semblable de l'Alkaest : *Est nimirum in tota natura universi, tantum unicus ignis. Vulcanus ardens : ita quoque non est nisi unicus liquor dissolvens cuncta solida in primam illorum materiam absque sui ulla immutatione aut virium diminutione, quod norunt, testabunturque Adepti.* La raison qu'il en donne, c'est que l'Alkaest agissant sans réaction, le feu tout de même, comme il s'efforce de le prouver dans son traité *Ignota actio regiminis* Nombre 14. agit sur son objet sans en recevoir aucune action. *Manifestum est imprimis, ignem nil prorsus pati aut tollerare per reactionem cremabilis objecti.* Et comme rien ne resiste à l'action du feu, l'Alkaest ne pouvant souffrir sa ti-

rannie à un plus haut degré que
le feu de sable ; Van-Helmont le
met comme les autres choses sous
le joug de cet Element , quelque
force indomptable qu'il lui attribuë d'ailleurs. *Omnia totius universi corpora tangibilia perfectè reducit in
vitam eorumdem primam. A solo autem suo compari subter jugum trahitur
atque permutatur. Ignota actio regiminis.* Nombre 11.

Mais si l'on se trompe de prendre le Mercure épuré par l'Alkaest, pour l'Alkaest : Van-Helmont se trompe lui-même de le
prendre pour le Mercure des Philosophes & quand il dit que la préparation en est l'ouvrage des seuls
Adeptes. Car Philalete qui étoit
incontestablement un Adepte , nie
que le Mercure des Philosophes
se fasse par l'Alkaest, encore qu'il
demeure d'accord qu'on ne puisse parfaitement découvrir les parties étrangeres du Mercure que

par l'Alkaeſt : Et que Van-Helmont quoique poſſeſſeur de l'Alkaeſt n'étoit neanmoins point Adepte. Voici ce qu'il dit dans ſon Commentaire ſur l'Epître de Ripley au Roi Edoüard : Les parties étrangeres du Mercure ne ſe peuvent parfaitement découvrir par aucun Art que par la liqueur Alkaeſt ; mais cette voye eſt une maniere deſtructive & non generative comme eſt la nôtre. Et dans la 84. Stance du premier Livre de ſon ſecond Poëme intitulé *Medulla Alchimiæ* ; il ajoûte , parlant de l'Alkaeſt : Cependant ce ſujet de miracles eſt inutile pour nôtre Art. Auſſi cet Auteur a-t-il prétendu que Van-Helmont n'ait pas été Adepte , & qu'il ne ſçavoit rien du myſtere des Sages. C'eſt dans ſon Commentaire ſur la 3. porte de Ripley , où il parle de lui en ces termes : C'eſt dommage qu'il n'ait pas le ſecret de nôtre Elixir , pour

se conserver pendant sa vieillesse.
Et dans le même Commentaire
sur la 4. porte où il ajoûte : De
sorte que si l'on excepte le secret
du grand Elixir dont je n'ay pû
encore apercevoir aucune trace
dans ses Ecrits ; on peut dire sans
flâterie qu'il est du Conseil privé de
la Nature.

Le Mercure commun en son entier , ses parties étrangeres , ni ses
parties essentielles , ne pouvant
donc être la matiere de l'Alkaest
selon Van-Helmont : s'il est vray
que le Mercure entre dans l'Alkaest , il faut qu'il y entre avec
d'autres matieres , ce qui est encore impossible selon lui. Car quelque changement ou alteration qui
paroisse au Mercure dans ces sortes de mêlanges , ce n'est point un
changement réel , comme il faudroit qu'il fut pour devenir Alkaest ; mais c'est un changement
apparent & fantastique. *Quanquam*

*pars Mercurialis in metallis, adeoque
& in ipso Mercurii corpore, propter
adjuncta, suscipiat larvas vitrioli, olei,
salis, vel aquæ non sunt nisi oculorum
imposturæ : quippe semper Mercurius
inde redit quia secundum naturam &
omnes proprietates, semper inest. Tria
prima chimica.*

Enfin l'Alkaeſt diſſout entierement tous les vegetaux en un ſuc
qui peut être diſtilé ſans qu'il reſte
rien au fond du vaiſſeau. *Cujus medio omnia vegetabilia in succum diſtila-
bilem, ſine ulla ſui in fundo vitri fœ-
cum reſidentia, commutantur. Com-
plex. atq. miſt.* Le Mercure au contraire étant inalterable, demeure
toûjours dans ſa diſpoſition metalique comme Van-Helmont le prétend dans un grand nombre de paſſages que nous avons raportez ;
d'où il s'enſuit que le Mercure ſera
toûjours Mercure ; c'eſt à dire une
eau minerale qui ne moüille que
les choſes de ſa nature, qui ne peut

corroder ni diſſoudre les vegetaux
ni les animaux , ni ſe mêler avec
eux pour les penetrer. Or s'il eſt
toûjours Mercure , il ne pourra
pas devenir Alkaeſt , ou ne pourra pas être un Diſſolvant univerſel , puiſqu'un Diſſolvant ne peut
diſſoudre les matieres qu'il ne peut
moüiller ni penetrer.

A toutes ces raiſons ajoûtons encore l'Autorité , pour convaincre
ceux qui ne ſe rendent qu'à l'autorité , & diſons que ſi de grands
hommes ont dit que l'Alkaeſt ſe
doit faire avec du Mercure ; Philalete & Starkey poſſeſſeurs de
l'Alkaeſt ont ſoûtenu qu'il ne ſe faiſoit point de Mercure : Et le ſça-
vant Etmuler en étoit ſi fort perſuadé , qu'il dit à la fin du ſecond
Chapitre de la 4. Section de ſa
Chimie raiſonnée , ces paroles re-
marquables. J'ai dit au commencement que Van-Helmont traitoit
d'impoſteurs , certains Chimiſtes

qui se vantent de tirer du corps du Mercure de l'eau, de l'esprit, de l'huile & du sel. Surquoi je suis de son sentiment, contre ceux qui prétendent tirer du Mercure la liqueur Alkaest ; car ou ils ne tirent point d'eau, ou s'ils en tirent elle vient de l'air ambiant.

Il est donc évident par les Ecrits mêmes de Van-Helmont, que le Mercure ne peut être ni en tout, ni en partie la matiere de l'Alkaest. Il est encore évident par les Ecrits de Philalete, de Starkey & d'Etmuler, que l'Alkaest ne se fait point avec le Mercure ; d'où je conclus contre les objections, que rien n'empêche que l'Alkaest de Van-Helmont ne se puisse pas faire avec l'Urine comme Starkey la prétendu.

Aprés toutes ces raisons si le Lecteur n'est pas convaincu que l'Urine peut être la matiere de l'Alkaest, & qu'il ne soit pas entierement dé-

livré des préjugez que le Mercure
en soit la matiere , parce que de
grands Auteurs se le sont imaginé.
Qu'il considere que dans les cas les
plus importans , un fait est tenu
pour incontestable , lorsqu'il est raporté par deux témoins oculaires ,
capables & irreprochables. Starkey
en est un de cette nature , & le sçavant Philalete , l'autre. Le témoignage des deux est autentique dans
leurs Ecrits dont j'ai composé le
Recüeil que je publie, tous deux sont
Adeptes ; tous deux assurent avoir
fait l'Alkaest , & l'avoir fait avec
l'Urine ; tous deux sont irreprochables, l'interêt n'aiant point fait parler ni l'un ni l'autre ; tous deux sont
capables de juger de ce qu'ils ont
raporté ; partant l'un & l'autre doivent être crûs.

Mais bien loin que la découverte
de Starkey ait quelque chose qui re-
pugne aux sentimens de Van-Helmont ; il est aisé de s'apercevoir,

D v

par tout ce que nous avons dit,
qu'elle n'a rien qui n'y foit conforme. Car fi felon lui les maladies ne
procedent que de la colere de l'Archée ; & qu'on ne les puiffe guerir
qu'en apaifant cette colere. Le
corps de l'Archée ou l'organe de la
vie, n'étant felon lui, que nos efprits vitaux, qui font falins. Les Remedes, qui peuvent apaifer l'Archée en effaçant de fon corps, les
marques de fa colere, doivent être
falins & balfamiques, comme ce
corps. D'où il s'enfuit qu'ils ne peuvent être réduits en cet état que par
un agent purement falin, tel que
l'efprit d'Urine. *At cum ipfa vita fit
ens luminare, non agit nifi per orga-
num auræ vitalis, five per Archeum.
(Ignotus hofpes.) Spiritus vitæ eft de
natura falis volatilis. (Aura vitalis.)
Eft ergo fpiritus vitalis falinus ideoque
balfamicus, & cuftos à corruptione.
(Spiritus vitæ.) Spiritus autem lotii
humani nec eft acidus nec alcalizatus,*

sed mere salsus. (de Lithiasi cap. 3.)
Est ergo spiritus vitalis salsus , non a-
cidus , spiritui urinæ vicinus. (Spiritus
vitæ.)

Outre cela , nôtre vie , selon cet
Auteur , n'étant qu'un feu ou une
lumiere; & la maladie une langueur
de ce feu ou de cette lumiere : où
pourroit-on trouver une matiere
plus convenable que l'Urine , pour
r'allumer ce feu ou cette lumiere
languissante de la vie , puisque l'U-
rine est un sujet tout de feu & de lumiere ? Car ayant une fois été al-
lumée à la lampe de la vie lors de sa
production ; elle peut aprés cela
communiquer son feu & sa lumiere,
à toute sorte de matieres , pour les
rendre propres à l'aliment du feu
& de la lumiere de nôtre vie. *Faber*
generationem vulcanus , dit Van-Helmont, dans son Traité, *Archeus fa-*
ber. Et dans son Traité *Ignotus hos-*
pes , il ajoûte : *vita est ens luminare.*
Aussi soit qu'on lui ait donné par

hazard ou à deſſein le nom d'Urine
ab urendo , aucun autre ne lui pouvoit mieux convenir que celui-là.
Car l'Urine eſt un ſujet tout de feu
& tout de lumiere. Son ſel volatil
eſt un feu qui brûle toutes choſes :
& ſes parties les plus fixes donnent
cette lumiere ſurprenante, que l'Art
nous a découverte depuis quelques
années dans la production des Phoſ-
phores.

Mais il me ſemble que j'entens
déja condamner nôtre nouvelle découverte , & qu'on dit qu'il n'y a
gueres d'aparence de croire , qu'un
homme ſujet à l'illuſion & à l'erreur
comme j'ai prouvé que Van-Helmont l'a été , ait été capable de
produire rien de certain pour la
gueriſon des maladies. Qu'un homme dont les principes ſont pour la
plûpart imaginaires , ait pû rien
établir de ſolide. Qu'un homme
dis-je, qui a tant fait de bevûës dans
l'anatomie , qui a ignoré la circu-

lation du sang & des autres humeurs ; qui n'a point connu l'usage
des glandes parrotides , qui versent
la salive dans la bouche pour nôtre
premiere digestion ; ni les glandes
de l'estomac qui produisent l'acide
qui sert à la seconde ; qui n'a point
sçû l'usage des sucs billaires & pan-
creatique, qui font la troisiéme ; ni
le mêlange du chyle avec la lymphe
dans le reservoir de Pecquet ; qui
font la quatriéme. Qu'un homme
enfin qui a ignoré les nouvelles découvertes qu'on a faites sur le corps
humain, qui ont renversé l'ancien
systeme de la Medecine aussi-bien,
que le sien ait pû rien produire d'extraordinaire ou de surprenant, pour
la guerison des hommes ; comme sa
reputation semble le vouloir persuader.

A la verité si on considere , que
la plûpart des Remedes les plus
vantez n'ont eu que des effets imaginaires , & que le tems en a toû-

jours fait reconnoître l'illusion ; on aura bien plus de sujet de craindre, que ceux dont Van-Helmont à tant fait de cas, ne soient pas plus considerables que les autres, n'aiant eu que des erreurs pour fonde_ment.

Mais d'un autre côté si l'on con_sidere que les erreurs & les faussetez du Systême de Van-Helmont, ne regardent pas tant l'effet de ses Remedes , comme ils regardent la Theorie de la Phisique & de la Medecine ; & qu'ayant été prépa_rez d'une maniere extraordinaire & toute autre que celle dont on a préparé ceux que nous connois_sons ; ils peuvent avoir des qualitez toutes differentes. Ajoûtons à cela, que si dans l'Arithmetique , on peut arriver à la connoissance de la ve_rité par des fausses positions ; si dans l'Astronomie on peut connoî_tre le tems certain & la juste du_rée des Eclipses & des aspects des

Planettes , si on y peut raisonner
avec certitude sur divers Pheno-
menes du Ciel , en se servant in_
differemment de l'un des trois Sy_
stêmes reçûs , encore que deux au
moins soient absolument faux , si
tous les trois ne le sont pas : Rien
n'empêche de même , que sur de
faux Systêmes de Phisique , ou de
Medecine, on ne puisse trouver des
Remedes excellens , & qu'on ne
puisse par leur moyen , guerir de
dangereuses maladies.

D'ailleurs quand les Remedes de
Van-Helmont n'auroient pas plus
de vertu que plusieurs autres qui
nous sont connus , au moins la découverte de son Dissolvant , ne seroit pas inutile dans la Phisique ,
puisque par son moyen on pourroit
venir à la connoissance de plusieurs
sujets, qui ne nous sont inconnus ,
que parce qu'on ne peut pas en faire la parfaite Analyse , manque
d'un veritable Dissolvant , qui ait

le jufqu'à la derniere divifion des
parties de leur matiere. Et quand
il feroit vrai que fon Alkaeft n'auroit pas toutes les qualitez qu'il lui
donne, au moins en poffederoit-il
quelques-unes que les autres n'ont
pas, qui vaudroient bien la peine
qu'on fe donneroit de le préparer.

Les chofes que j'ai raportées, &
les raifons qui fe rencontrent dans
les Ecrits de Philalete & de Starkey m'aiant femblé plaufibles pour
me perfuader que ces Auteurs a-
voient été poffeffeurs du Diffolvant de Van-Helmont m'ont encore déterminé à traduire leurs E-
crits qui traitent de l'Alkaeft & à
les mettre au jour. On les peut regarder comme deux doubles Traitez fur cette matiere, l'un du Maître, & l'autre du Difciple. Ceux du
Maître font des Fragmens de fes
Ecrits, où il fait mention des vertus & de l'ufage de l'Alkaeft, & un
Dialogue, où d'une maniere inge-

nieuſe il décrit la matiere & le ſecret du Procedé de ce Diſſolvant.
Et ceux du Diſciple conſiſtent en
cinq Chapitres tirez de ſa Pyrotechnie prouvée, où il traite de
la matiere de l'Alkaeſt, de la
maniere de le faire, & des remedes qu'on en peut préparer. Et
en un Traité Poſthume qu'il a-
voit compoſé exprés pour rendre
l'Alkaeſt public, où il marque de
quelle maniere il avoit trouvé cette Liqueur, où il en découvre les
vertus & les proprietez, & le ſecret
de la travailler.

Les Fragmens des Ouvrages de
Philalete ſont tirez des Traitez
Anglois intitulez Secrets *Reveal'd*
ou l'entrée ouverte du Palais fermé du
Roi. Commentaires ſur l'Epître de
Ripley au Roi Edoüard ; ſur la
Préface des 12. portes ; & ſur la 3. &
4. porte du même Auteur. *Medul-*
la Alchimiæ. Et Dialogue ſur l'Al-
kaeſt ; ce dernier eſt celui dont Lan-

gius fait mention dans l'Edition qu'il nous donna de l'*Introitus aper-tus* de cet Auteur en 1666. Voici ce qu'il en dit : *utinam vero libuißet optimo Authori elimatiſſima ſua ſcripta (nam & de Liquore Aquæ-ignis , ſi-ve Alkaeſt , Dialogum confeciſſe in au-dio) ipſam met publicis typis commiſiſ-ſe.* Mais quoiqu'il diſe en 1666. qu'il avoit apris que ce Traité avoit été imprimé , il ne l'a cependant point été , qu'en 1684. qu'on l'imprima à Londres en Anglois & en Latin , dans un Recüeil de Traitez Chymiques. Et c'eſt ſur cette Edition que je l'ai traduit en François.

Les cinq Chapitres de la Pyrotechnie prouvée de Starkey en ſont les 9. 10. 11. 12. & 13. Chapitres. Cet Ouvrage fut publié en Anglois par ſon Auteur en 1688. & le Traité Poſthume de la Liqueur Alkaeſt , compoſé auſſi en Aglois par Starkey n'a été publié par J. Aſtel ſon Ami qu'en 1678. Ce ſont ces

mêmes Editions que j'ai traduites,
& ce sont ces Traductions dont j'ai
composé le Recüeil qu'on publie,
qui contient tout ce qu'on peut de-
sirer sur cette matiere. Car il ne
donne pas seulement l'entrée pour
découvrir le secret de l'Alkaest,
mais il enseigne encore les moyens
de le mettre en usage.

La matiere de l'Alkaest, que
Philalete marque dans son Dialogue confirme la matiere dont Starkey prétend qu'on le doivē faire.
Il y a seulement cette difference
qu'au lieu comme je pense que le
dernier ne tire son Alkaest que de
la seule Urine. Le premier au contraire tire le sien du Sel d'Urine,
où l'on a mêlé du Sel de sang humain. Mais cette contrarieté n'est
pas fort essentielle, ces deux Sels
étant presque de même nature :
& on n'en peut conclure autre chose sinon que l'Alcaest se peut faire
en plusieurs manieres, pourvû qu'on

ne s'éloigne pas des matieres qui viennent du corps humain , & qui font , comme les appellent ces Auteurs , de même Ferment. On peut cependant être furpris que les Traitez du Maître & du Difciple ne foient pas fondez fur de pareils principes fur un même fujet. Mais cette furprife ceffera , fi on confidere que Philalete n'a point communiqué fon fecret de l'Alcaeft à Starkey : car nous ne voyons point dans les Ecrits de ce dernier qu'il en foit fait mention , & le Catalogue qu'il a donné des Ouvrages du premier n'en contient point le Dialogue.

On apprendra dans les Fragmens des Ouvrages de celui-ci , l'eftime que leur Auteur faifoit de Van-Helmont. Outre les proprietez de l'Alkaeft , on y aprendra les differences qui fe rencontre entre ce Diffolvant & le Mercure des Sages ; & qu'il n'eft nullement propre

pour le préparer. De sorte que dans
nôtre Recüeil , on aura les Instructions de deux Sçavans Adeptes
pour la découverte du secret , pour
la préparation & pour l'usage de la
Liqueur immortelle. J'y ay ajoûté
un petit Discours où j'explique le
secret de l'Alkaest que Starkey a
caché sous des Enigmes , & où je
propose la Methode que je tien-
drois si je voulois travailler à préparer cette Liqueur. Je ne prétens
pas assurer qu'elle soit immancable
ne l'ayant jamais éprouvée ; mais
j'ose me flâter qu'elle n'est pas hors
du bon sens ; & que quelques-uns
de ceux qui entendent ces Mysteres
ne la désaprouveront pas.

Il se trouvera peut-être des personnes qui me blâmeront de l'avoir
publiée , sans en avoir fait l'épreuve ; mais ceux qui considereront
que ma Profession ne me permet
pas de vâquer à ces sortes d'operations sans contrevenir aux Ordres

de Sa Majeſté , ne ſeront pas de
leur avis. S'il arrive qu'elle ſoit
fauſſe , & que quelqu'ùn plus heureux que moi en découvre une plus
certaine , j'en aprendrai toûjours
les nouvelles avec plaiſir : m'eſti-
mant aſſez récompenſé de ce que
m'a coûté cet Ouvrage , ſi à ſon occaſion on fait quelque découverte
utile au Public.

Je ne doute point que les My-
ſterieux ne condamnent ma conduite , de reveler ainſi les ſecrets
de cette importance , au Monde ,
qu'ils en croyent indigne ; & qu'ils
n'aprehendent déja pour moi l'effet de leur funeſte imprécation ,
Maran Atha , que ma temerité ,
à ce qu'ils penſent , me peut attirer. J'ai àleur dire que je ne ſuis pas
de leur avis , en cela , & que les paroles de l'Evangile qu'ils propha-
nent & dont ils abuſent ſi ſouvent,
ne doivent être entenduës que des
Myſteres de nôtre Foi , & non pas

des Secrets de la Philofophie.
Quand JESUS-CHRIST a dit
qu'il ne falloit point donner les
chofes Saintes aux chiens, ni ré-
pandre les perles devant les pour-
ceaux, il n'a pas entendu par là,
des Secrets de Phifique ou de
Medecine, mais la correction fra-
ternelle, qu'il eft inutile de donner
aux furieux & aux brutaux, qui
loin d'être capables de la recevoir
pour en profiter, prendront de-là
occafion de perdre ceux qui la leur
donneroient. *Nolite dare fanctum ca-*
nibus, neque mittatis margaritas ve-
ftras ante porcos. Ne forte conculcent
eas pedibus fuis & converfi dirumpant
vos. Quand Saint Paul tout de même, dans le 16. Chapitre de fa premiere Epître au Corinthiens, s'eft
fervi des mots d'execration, *Maran*
Atha Ce n'a point été contre ceux
qui par un pur mouvement de charité veulent fe rendre utiles au Prochain; mais contre ceux qui mé-

prifant la grace qu'un Dieu leur a faite de leur donner un Sauveur, qui eft mort pour eux, auroient l'ingratitude de ne l'aimer pas. *Si quis non amat Dominum noftrum Jefum Chriftum, fit Anathema, Maran Atha.*

Van-Helmont comme les autres prétendus Adeptes, eft tombé dans la foibleffe d'envie de faire myftere de tout; quand il s'eft imaginé qu'il ne falloit pas publier les Arcanes, & que Dieu s'en étoit réfervé la diftribution pour des raifons qu'il ne dit pas, & qu'il prétend être en partie connuës aux Adeptes. *Arcacanum liquoris Alkaeft Paracelfi, cujus nimirum Doctor omnipotens etiam difpenfator manere decrevit in mundi ufque confufione, ob rationes pro parte notas Adeptis de Lithiafi. c. 8. Nec liceat prophanare Arcana Dei, qui horum difpenfator manere voluit. De febribus. c 14.* Cependant on ne peut pas le difculper d'une faute de

de jugement d'avoir condamné en
un autre ce qu'il pratiquoit lui-même. Il raporte une Histoire qu'il
tenoit de Cardan, qu'un homme
du tems de ce dernier couroit la
Lombardie, qui en peu de jours,
au moyen de certaine potion, gue-
rissoit immancablement ceux qui
étoient affligez de la pierre. Il a-
joûte à cette Histoire le jugement
que Cardan avoit fait de cet homme, & par conséquent le jugement
qu'il en faisoit lui-même. Voici ses
paroles, du 7. Chapitre de *Lithiasi. Se non dubitare hunc virum in
inferis esse, quod moriens artem suam
mortalibus inviserit.*

Mais si cet homme est damné
comme l'ont prétendu Cardan &
Van-Helmont pour n'avoir pas revelé son secret de guerir de la pierre, ne peut-on pas d'un pareil jugement condamner Van-Helmont
par sa propre bouche ? *de ore tuo te
judico,* pour n'avoir pas revelé le

secret du Ludus & de l'Alkaest ;
puisqu'il se vantoit par le moyen
du premier préparé par le dernier,
qu'il dissoudroit le calcul en quelque lieu du corps qu'il fut. *Ideoque
per urinam , cum potu vadit integris
viribus atque dissolvit omnem calculam
ubicumque in corpore delituerit. de Lithiasi. cap 5.*

On peut dire sans témerité que
les Secrets qu'on cache avec tant de
précautions, ne sont cachez le plus
souvent , que pour les faire sem-
bler meilleurs , ou pour en faire
quelque honteuse Monopole sous
le prétexte specieux de Pieté , ou
du moins pour faire accroire , par
une vaine & basse ostentation,qu'on
sçait ce qu'on ne sçait pas. Ces façons
d'agir étant contraires à la charité Chrétienne dévroient être ban-
nies du commerce de ceux qui font
profession du Christianisme. Si JE-
SUS-CHRIST met l'amour du prochain en parallele avec celui que

nous devons à Dieu. S'il veut que nous aimions nos freres comme d'autres nous mêmes. Et si ses Disciples qui ont été animez de son Esprit, font nôtre Beatitude de la Charité. *Deus charitas est, qui manet in charitate in Deo manet.* Nous devons être exacts à cultiver cette vertu, & à faire que toute nôtre conduite n'y répugne pas.

Dieu qui est le plus parfait modelle que nous puissions imiter, remplit tous les animaux de la terre de benedictions. Il fait lever son Soleil sur les méchans & sur les bons. Sa bonté immense n'exclut pas même ses plus grands Ennemis de ses liberales profusions ; & ses biensfaits se répandent sur ceux, non seulement, qui ne les ont jamais meritez, mais qui ne sçauroient jamais les meriter.

Les grandes Ames n'ayant de la grandeur qu'autant qu'elles ont de raport à cette source inépuisable

de tous biens, se plaisent non seulement à donner & à se communiquer,
mais à donner mêmes aux indignes
& aux ingrats, n'ignorant pas que
la liberalité la plus parfaite est la
moins interessée, & par consequent
que les moins reconnoissans sont les
plus propres à la recevoir.

La guerison des Malades est une
partie de la charité bien plus im-
portante & d'une étenduë bien
plus vaste, que le soulagement de
la necessité des miserables. Car la
maladie est bien moins supporta-
ble que la pauvreté ; outre que tous
les hommes sont sujets aux maladies & non pas à la Pauvreté. Ce
qui fait que l'amour du prochain
nous doit engager plus fortement
à la premiere de ces actions qu'à
la derniere, puisqu'elle est un plus
grand bien. Car outre que l'Au-
mône dépend des Richesses dont
la source n'est pas inépuisable, c'est
qu'elle a des bornes entre un cer-

tain nombre de pauvres dans les lieux où nous frequentons & pendant nôtre vie. Mais la communication d'un secret d'importance contre les maladies n'eſt pas un bien dont la ſource tariſſe ; ou une liberalité bornée ; mais une Profuſion , que les perſonnes , les lieux ni les tems ne ſçauroient l'imiter ; parce qu'elle regarde tous les habitans de la terre qui vivent & qui vivront. De ſorte que ſi nous avons des ſentimens d'indignation contre les Avaricieux , de ce qu'ils gardent ſans utilité les choſes dont ils pouroient aider les Indigens ; combien dévrions nous avoir en horreur l'envie deteſtable & criminelle de ceux qui cachent injuſtement des Secrets de Remedes , dont on pourroit ou ſoulager guerir les Malades ? Le crime de ces derniers eſt d'autant plus grand qu'il eſt ſans excuſe : car l'Avare ſe peut excuſer , ſur ce qu'il ne peut donner ſans s'appauvrir : mais celui qui découvre un secret utile au prochain, ne perd non plus en le communiquant que perdroit celui qui de sa chandelle en allumeroit celle d'un autre.

Pourroit-on dire qu'un homme qui auroit de l'huile pour l'entretien d'une lampe, & qui ne voudroit pas l'en fournir, fut moins coupable de son extinction, que celui qui l'éteindroit en soufflant dessus ? non sans doute. Je dis de même, que ceux qui ont des secrets de Remedes, qui peuvent guerir ou soulager les malades & laissent mourir ces malades sans les soulager, ne sont pas moins coupables, que celui qui les auroit tuez. Refuser ce qui peut conserver la vie, est ôter la vie, c'est tuer. Si le Sçavant Tertulien a pû dire que c'étoit un homicide d'ôter la vie à ceux qui ne l'ont pas encore, en empêchant leur naissance : *homici-*

dium est prohibere nasci. On pourroit dire ce me semble avec bien plus de raison, que c'est un homicide d'ôter la vie à ceux qui l'ont déja, en empêchant par un refus des choses qui la pourroient conserver, qu'elle ne leur soit continuée.

Non seulement la charité Chrétienne, mais la pure humanité, nous engage à soulager les hommes incommodez. Nous sommes tous foibles & indigens ; nous avons tous besoin les uns des autres. Ainsi si nous voulons être aidez dans nos necessitez, nous ne devons pas refuser la même grace à ceux qui ont besoin de nous.

Mais il arrivera peut-être que les raisons de l'interêt l'emporteront sur celles de la charité, & qu'on dira que l'établissement de la fortune n'est pas contraire à cette vertu. Que chacun doit profiter de son talent. Que l'ouvrier est digne de recompenſe. Qu'on ne peut venir à bout de la découverte d'un Secret d'importance qu'il n'en coûte ; & qu'il eſt bien juſte qu'on s'indemniſe de ſes frais. A tout cela je répondrai comme Van-Helmont : Que le Sage a dit : Que le Medecin recevra du Roi & non du Pauvre , un don , & non pas des gages ou des Salaires , en reconnoiſſance de ce qu'il aura merité du Public : *Sapiens ait , Medicus à Rege (non à Paupere) donum accipiet , non ſtipendium , aut mercedem. Tumulus Peſtis.* Le Prince que Dieu nous a donné à l'Ame trop belle pour ſouffrir qu'aucun de ſes Sujets le ſurpaſſe en quelque ſorte de grandeur que ce ſoit , pour permetre une liberalité de la nature de celle que feroit celui qui donneroit au Public l'Alkaeſt , ſans s'en attirer toute la gloire , par quelque riche preſent , comme nous en avons déja eu tant d'experiences.

Mais quand cela même n'arriveroit
pas : Si l'intention de celui qui
feroit un prefent de cette nature
au Public étoit pure , Dieu qui n'a
jamais trompé perfonne , ne pour-
voiroit-il pas à reconnoître fon action , fuivant fes promeffes ? Puifqu'il a promis de recompenfer nos
bonnes œuvres au centuple en cette vie outre la vie éternelle , qu'il
promet en l'autre. *Itaque* pourfuit
ce grand Homme , dans l'endroit
que nous en venons de citer , *fi
pura operantis fit intentio , providebit
Deus juxta promiffum , qui neminem
decipit , promittens centuplum hoc fæ-
culo & vitam alterius.*

Penfons mieux de nôtre prochain ; comptons fur fa bonne volonté ; & flâtons nous , que ceux
qui feront affez heureux de venir
à bout de la découverte du grand
Secret de Van-Helmont , fe laif-
feront toucher aux motifs de charité que nous avons raportez pré-

ferablement aux motifs de leurs
interêt ; & qu'ils nous donneront
le plaisir de voir un jour dans la
Boutique de nos Apoticaires , un
nouveau Vase sur lequel seront
écrits ces deux mots en un seul,
IGNIS-AQUA.

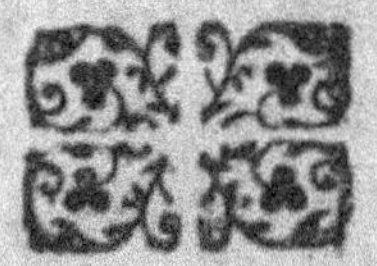

PLUSIEURS PASSAGES,

tirez des Ouvrages Anglois de Philalethe , où il parle de l'Alkaest , & mis en
François.

I.

Extrait du onziéme Chapitre du Traité
apellé Secrets Reveal'd : or An Open en-
trance to the Shut-Palace of the King. *C'est*
à dire , le Secret revelé , ou l'entrée ouver-
te , du Palais fermé du Roy. Où l'Auteur
raconte la maniere dont les Anciens Philo-
sophes ont pû découvrir leur Ouvrage secret
sans Livres.

LEs Anciens Philosophes crurent que
pour venir à bout de leur dessein , outre une chaleur externe , ils avoient encore besesoin d'une chaleur interne , c'est
pourquoi ils se mirent à la chercher dans
plusieurs choses. Premierement ils tirerent
des eaux tres chaudes des moyens mineraux , dont ils rongerent le Mercure , mais
ils ne purent faire par ce moyen , qu'il
changeât interieurement ses proprietez,

d'autant que toute eau corrosive ne peut
être qu'un Agent externe , peu different
du feu dans son action , laquelle ne demeure pas avec le corps quelle a dissout.
Confirmez par la même raison , ils rejet-
terent toutes sortes de Sels , un seul excepté , qui on est le premier être , qui dissout toute sorte de Méraux , & par même moyen coagule le Mercure , mais par
une voye violente. C'est pourquoi , cet
Agent en peut être entierement séparé ,
sans rien perdre de son poids ni de ses
vertus.

I I.

Du Commentaire sur l'Epître de Ripley au Roi Edoüard. Seconde conclusion.

Ce soulphre ne manque pas même au
Mercure commun , aussi est-ce par son
moyen qu'il peut être précipité en la forme d'une poudre seche. Même par une
Liqueur qui ne nous est pas inconnuë,
quoi qu'inutile à l'Art de changer les Métaux , ce Mercure peut être tellement fixé,
qu'il endurera toutes sortes de feux , la
coupelle même; & cela sans aucune Adition
que de la Liqueur qui l'aura fixé , laquel-

le en pourra être séparée sans alteration de
poids ni de vertu.

Ce soulphre est pur dans l'or & dans
l'argent, moins pur dans les autres Métaux,
parce qu'il est fixe dans les premiers , & volatil dans les derniers. Il est coagulé dans
tous , & coagulable dans l'argent vif. Ce
soulphre est si fortement uni dans l'or , dans
l'argent , & dans le Mercure , que les Anciens ont toûjours crû , que le soulphre &
l'argent vif n'étoient qu'une même chose.

Pour nous , par le moyen de la Liqueur
dont nous venons de parler , dont nous
devons , dans la partie du Monde que nous
habitons , l'invention à Paracelse , encore
qu'elle ait été & qu'elle soit encore commune parmi les Mores & les Arabes , & parmi
quelques-uns des Chymistes les plus inge-
nieux : par le moyen dis-je de cette Liqueur,
nous sçavons que le soulphre , qui est coagulable dans le Mercure , & coagulé dans
les autres Métaux , est externe à la nature
interne du Mercure , & qu'il en peut être
séparé en la forme d'une huile teinte &
métallique ; le Mercure restant dépoüillé
de tout soulphre , excepté de celui qu'on
peut appeler son soulphre interne ou central ; qui ne peut être coagulé que par nô-

tre Elixir ; car de lui même , il ne peut jamais être ni fixé , ni précipité , ni ſublimé;
mais il demeure ſans alteration dans les
eaux corroſives & dans les digeſtions de
quelque chaleur que ce ſoit.

Une voye donc de reduire en Mercure
coulant les Métaux , & les mineraux , eſt
par le moyen de la Liqueur Alkaeſt , qui de
tous les corps compoſez de Mercure , peut
ſéparer un Mercure coulant , ou argent vif ,
duquel tout le ſoulphre eſt alors ſeparé , excepté ſon ſoulphre interne & central qu'aucun corroſif ne peut toucher. Outre cette
voye univerſelle de reduction , il s'en trouve d'autres particulieres , par leſquelles on
peut réduire le Saturne , le Jupiter & l'Antimoine , même le Venus & le Mars en Mercure coulant ; & cela par le moyen des
Sels. Mais parce que ces Sels ſont corporels
ils ne peuvent penetrer les corps métaliques , ſi radicalement , comme l'Alkaeſt
les penetre , c'eſt pourquoi ils ne dépoüil-
lent pas entierement leur Mercure de ſon
ſoulphre , mais ils lui en laiſſent autant
qu'on en trouve dans le Mercure commun.

Ce Mercure des corps a ſeulement quelques qualitez ſpecifiques ſelon la nature du
Métal ou du mineral dont on l'a tiré , qui le
diſtinguent du commun ; mais en ce qui re-

garde nôtre Ouvrage où il s'agit de diſſoudre l'eſpece des Métaux parfaits , il n'a non
plus de vertu que l'argent vif commun. Il
n'y a qu'une ſeule humidité applicable à nôtre Ouvrage , qui certainement n'eſt de Saturne , ni de Venus , ni tirée d'aucune choſe
que la Nature ait formée , mais bien d'une
ſubſtance compoſée par l'Art des Philoſophes. Si donc le Mercure tiré des corps ,
manque de chaleur & contient les mêmes
ſuperfluitez que le Mercure commun ; &
qu'outre cela il ait encore une forme diſtin-
cte & ſpecifique , ne doit il pas à raiſon de
cette forme, être encore plus éloigné de nôtre Mercure , que ne l'eſt l'argent vif ou
Mercure commun ?

Les heterogeneitez du Mercure ne ſe
peuvent parfaitement découvrir par aucun Art , que par la Liqueur Alkaeſt ;
mais cette voye eſt une maniere deſtructive,
& non generative comme eſt la nôtre ; car
nôtre préparation eſt faite entre mâle &
femelle dans leur propre eſpece , où il ſe
rencontre un Ferment , qui fait ce que toute autre choſe du monde ne peut faire.

III.

Du Commentaire ſur la Préface des douze Portes de Ripley. Vers la fin.

Quelques-uns propoſent d'extraire de l'or pur, la Medecine appellée Or potable, en faiſant ronger l'or par l'eau regale, & le rendant enſuite plus ſubtil par des calcinations réiterées dans le feu, & par des triturations manuelles. Ils s'efforçent aprés cela, par des Liqueurs qu'ils appellent Menſtruës, d'en diſſoudre la chaux ainſi ſubtiliſée : mais tout cela fort inutilement, car il n'y a qu'un ſeul Menſtruë qui ait la puiſſance de réſoudre l'or, & les autres corps ſublunaires en leur premiere matiere. Paracelſe premier Auteur de ce Menſtruë ou eau diſſolvante, l'appelle ſon Alkaeſt, ſon feu de Gehenne, ſon ſpecifique corroſif, & lui donne encore pluſieurs autres noms. La Medecine tirée de l'or & préparée par ce Menſtruë ou Alkaeſt étant réelle & Philoſophique, eſt ſans doute une excellente Medecine, mais connuë des ſeuls Adeptes. Cependant elle n'eſt pas nôtre grande Medecine ; car n'étant qu'une réſolution de l'or pris en ſon unique ſimplicité, elle ne

peut nous donner que le plus excellent remede que contienne l'or en l'état que la Nature l'a fait & nous l'a laiffé : qui pour
fa fimple vertu & pour fa détermination
métallique , ne peut entrer dans les principes de nôtre corps , & partant ne fçauroit
atteindre à la prolongation de nôtre vie.

Mais l'or que nous exaltons par nôtre
Art , de fa fimple perfection naturelle , a
une perfection milenaire , & que nous
avons élevé de fa maffe corporelle & grof-
fiere , à une teinture fpirituelle & in alrera-
ble , & la plus incorruptible des chofes
fublunaires ; étant pris en cet état triom-
phant , eft réduit en une fubftance d'une
vertu fans bornes , que nous appellons
huile , encore qu'elle fe puiffe mêler avec
toutes fortes de Liqueurs. Cette huile eft
fans doute le vrai Arbre de vie qui garan-
tit de toutes les miferes du Monde , & qui
en fait triompher.

Ce n'eft plus un Métal , mais une fubftance qui furpaffe en excellence toutes les
chofes métaliques. C'eft une teinture qui
fe tire de l'or , non pas à la maniere qu'on
tire les teintures par le Sel circulé de
Paracelfe ; mais qui fe fait par un changement univerfel de la maladie de la race
métallique en un état de fanté : en forte

que l'or par ce moyen devient suffisant
pour guerir la lépre de tous les corps métaliques. Car lorsqu'il est dissout par sa propre humidité vegetable, qui est nôtre premier Menstruë ; & qu'il est circulé jusqu'à
ce que l'eau en ait acquis un Ferment, &
qu'il en ait acquis reciproquement un de
l'eau ; pour lors il donnera une teinture spirituelle brillante comme la flâme, tres douce au goût, tres agréable à l'odeur, & qui
surpasse en valeur tous les tresors du Monde.

I V.

Du Commentaire sur la troisième porte de Ripley.

Les Philosophes appelent l'eau dont nous
parlons (c'est à dire le Mercure des Sages)
leur venin ; elle est en effet un poison mortel pour le corps du Soleil quand elle se
trouve mêlée avec lui : mais quelle ait
d'aussi dangereuses qualitez pour le corps
de l'homme, je ne l'ai jamais éprouvé
pour en pouvoir juger : & je doute même qu'aucun autre Philosophe en ait fait
l'épreuve. Mais pour les Remedes qu'on
peut tirer de ce Mercure, & qu'on en peut

préparer, il est certain qu'ils surpassent l'ex-
xellence de toutes les Medecines du Monde : de sorte qu'on peut dire qu'il est le
veritable Arbre de vie, qui remplit les
desirs de ceux qui le possedent en ce qui
regarde la santé & la prolongation de la
vie : car outre sa vertu de guerir les Maladies d'une maniere miraculeuse, par les
remedes qu'on en tire & qu'on en prépare ; c'est que ces mêmes Remedes pene-
trent les parties de nôtre corps jusqu'aux
principes de leur constitution, ce qu'aucune autre Medecine minerale ne peut faire.

Que Paracelse vante tant qu'il voudra
ses Remedes renovatifs & restauratifs,
dont nous pouvons juger, puisque nous
n'ignorons pas le secret de son Alkaest
(au sujet duquel si je vis, j'écrirai un Traité particulier.) Qu'il fasse cas s'il veut de
son Hematine, de ses Arcanes, de ses
Elixirs, de ses Essences, & de ses autres Secrets ; qui à la verité sont d'excellentes
Medecines : cependant aucune d'elles ne
peut aller jusqu'à la racine de la vie, comme vont nos Remedes tirez & préparez
par nôtre Mercure : car la vertu de ces
derniers n'a point d'autres bornes que le
Decret de Dieu, sans lequel, elle pour-

roit sans doute s'étendre jusqu'à la con-
servation de l'homme , & à le rendre immortel. Car outre que ces Remedes re-
nouvellent la jeunesse & retardent la vieillesse , & qu'ils nous rétablissent dans la
plus parfaite santé : c'est qu'ils augmente-
roient encore nos forces extraordinaire-
ment ; qu'ils redonneroient le poil aux
parties de nos corps qui l'ont perdu , &
changeroient les cheveux blancs en leur
premiere couleur , & les y conserveroient
toûjours , si nous avions la pleine connoissance de leur usage , & que nous en fissions
une juste application. . . . . .

Un excellent Philosophe (c'est Van-Helmont qu'il entend ,) quoique j'aye peine
à me persuader qu'il soit Adepte de la
pierre des Philosophes , a écrit depuis peu
trois petits Traitez ; l'un des fiévres , l'autre de *Lithiasi* , & le dernier de la Peste ;
dans lesquels il dit , que la foiblesse qui
procede de l'usage immoderé de Venus ou
de la saignée est irreparable. A la verité je
suis obligé d'avoüer que ce grand homme
possede d'excellens Remedes , & que c'est
dommage qu'il n'ait pas le secret de nôtre Elixir pour se conserver pendant sa vieillesse : car j'avoüe franchement que ses Livres , de tous ceux que j'ai jamais lûs , sont

les plus Philofophiques : Mais par l'endroit
que j'en viens de raporter, il n'eſt que trop
évident, qu'il eſt ignorant de nôtre grand
Secret.

V.

Du Commentaire ſur la quatriéme porte de Ripley.

Mais pour l'accord Philoſophique, je ſui-
vrois plus volontiers le ſentiment de l'Illuſtre Philoſophe de Bruxelles (c'eſt Van-
Helmont,) dont les Ecrits, comme j'eſtime, feront jugez contenir les plus profon-
des découvertes de Philoſophie, qui ayent
encore paru, quand on les publiera comme
on nous la promis. Je l'admire moins pour
ſes experiences dont aucune ne m'eſt in-
connue, & dont il doit la découverte de la
plus grande partie à Paracelſe : pluſieurs
deſquelles ſont bien plus difficiles à travailler, que nôtre Elixir, quoiqu'elles ſoient
plûtôt achevées, telles que l'Alkaeſt qui
eſt cent fois plus difficile : J'admire moins
dis-je, ce rare Naturaliſte pour ſes experiences que pour ſes Recherches dans les choſes
les plus chachées de la Nature, qui ſont
inconteſtablement les plus exactes qu'on

ait encore faites. De ſorte que ſi l'on excepte le Secret du grand Elixir, dont je n'ai pû encore apercevoir aucune trace dans ſes Ecrits. On peut dire ſans flâterie qu'il eſt du Conſeil Privé de la Nature, & qu'il n'ignore rien de ſes Secrets. Encore pour le bien de la verité Philoſophique, auroit-il pû beaucoup contribuer à l'eſtime de ce grand Secret s'il en avoit été poſſeſſeur: mais Dieu ne revele pas toutes choſes à tous les hommes, & nous ne ſçavons pas ſi quelque jour il ne poſſedera pas encore cette connoiſſance auſſi-bien que les autres qu'il a déja.

Je ne dis pas cela pour le flâter, on peut par ſes Ecrits ſe former une idée de lui, ſemblable à celle que je viens de tracer. Je marque tout ſimplement le caractere que je me ſuis formé de ſon eſprit, rien ne m'obligeant à feindre, puiſque je lui ſuis inconnu, & que peut-être ne me connoîtra-t-il jamais. Il eſt vrai qu'il n'y a perſonne au monde dont j'eſtimerois la connoiſſance à l'égal de la ſienne; auſſi ſi ſa mort ou la mienne ne prévient pas mes deſſeins, je m'efforcerai de gagner ſon amitié. Que ceci ſoit dit en paſſant.

V I.

De Metallorum Metamorphosi. Cap. 1.

Plurimi, ut ut se Medicinæ addicant, non plures tamen Paracelsi, pauci Helmontii ingenio præditi, &c.

V I I.

Du premier Livre du second Poëme intitulé Medulla Alchimiæ. *Depuis la Stance 77. jusqu'à la 93.*

77. Quelques-uns par un Artifice peu connu peuvent préparer une Liqueur, que les Adeptes appellent feu d'Enfer, sa vertu est si extraordinaire, qu'elle n'agit pas seulement sur tous les corps, mais elle les réduit même en leur premiere matiere, & les change à la fin en eau commune.

78. Cet Agent a une mediocre chaleur, dissout le Mercure si parfaitement, qu'en versant sa dissolution elle ressemble à des gouttes de cristal, sans qu'il reste aucun sediment au fond du vaisseau. Sa vertu n'en demeure pas là; car si l'on distille cette claire dissolution, le Dissolvant passe par le bec

du vaisseau, & laisse au fond le Mercure que l'on trouvera fixé.

79. Ce précipité fixe paroît un sel à la vûë, ressemble au musc ou à quelqu'autre Aromate à l'odeur ; son goût aproche beaucoup de la douceur du miel , & sa matiere se pulverise aussi facilement que la roüille. Bien loin de craindre la force du feu , aprés l'examen du Saturne , il reste sur la coupelle , aussi fixe & aussi entier que la Lune même.

80. Mais si le Dissolvant est cohobé cinq ou six fois sur ce même précipité , une digestion convenable ayant precedé chaque cohobation , toute la dissolution paroîtra comme une huile , & bien tôt aprés distillera comme un esprit , & passera toute entiere par le bec du vaisseau. Cet esprit par l'Addition de certaine matiere se separera promptement en deux differentes substances.

81. L'une est une huile ou teinture qui se dissout dans les Liqueurs ; si l'on fait boüillir l'autre par certain artifice , elle se réduira en Mercure ; mais en un Mercure qui peut être consideré comme un sujet de miracles , puisqu'il ne rencontre rien sous le Ciel qui lui soit pareil.

82. On ne peut plus le ronger par les sels ,

ni le précipiter par les eaux fortes. On ne peut plus l'alterer par quoique ce soit. De sorte qu'encore qu'on le fasse long-tems circuler, on ne pourra pour cela le faire sublimer, ni le réduire en poudre seche, ni le fixer, mais il demeurera toûjours dans sa consistence fugitive & coulante.

83. Ce rare Dissolvant ne produit pas ces surprenants effets sur le seul Mercure, il en fait de même sur tout autre métal, si l'on en fait l'application par un semblable procedé. Enfin il peut bien dissoudre & même détruite le grand Elixir, mais il n'en fait pas de transmutation. Ses effets sont si extraordinaires, qu'il rend les canons sans bruit, & sa vertu si grande que toute l'industrie & tout l'artifice des hommes ne le peut changer ni alterer.

84. Cependant ce sujet de miracles est inutile pour nôtre Art, car nous cherchons à multiplier un soulphre qui est l'hematine Solaire dont la queuë est Lunaire ; ce sont les seules Planettes de nôtre Ciel terrestre, que nous estimons ; rejettant non seulement toutes les autres, mais encore tout autre Artifice que le nôtre.

85. Car si l'or que la seule Nature a fait & achevé, est par cette Liqueur, ou feu secret humide, réduit en ses principes de soul-

phre & de Mercure ; lui qui dans l'integrité
de sa substance ne pouvoit être divisé par
le feu , mais demeurant toûjours le même :

86. Qui ne voit que le Mercure qu'on
auroit tiré de ce métal parfait par cette
voye , seroit impropre pour devenir le Mercure des Philosophes , & par conséquent,
éloigné de nôtre Ouvrage , qui n'a pas
d'autre but que d'accroître la teinture métalique. C'est le seul soulphre qui à la maniere d'un habit revêt le Mercure ; c'est lui
qui plaît à la Nature métalique ; & l'eau
métalique sans lui ne peut pas prétendre le
nom de métal.

87. Ce soulphre se montre plus ou moins
en chaque chose métalique ; en quelques-
unes il paroit comme une crasse qui en soüil-
le le plus pur , & le réduit à perir dans le
feu , ou ce qui étoit grossier & terrestre en
eux auparavant est conjointement brûlé,
consumé & détruit. Mais dans les métaux
du Soleil & de la Lune ,

88. Le Mercure en est tellement envelo-
pé & enfermé par un soulphre pur , qu'ils
souffrent toute la violence de Vulcan. De
sorte que l'Artifice des hommes ne pouvant
diviser le soulphre de son eau métalique,
dans les métaux : La Liqueur dont nous

parlons l'en separe, & sa vertu n'en faisant pas moins sur les corps du Soleil & de la Lune, elle altere leur dureté & leur fixité jusqu'à les rendre volatils.

89. Nôtre feu * admirable n'en fait pas ainsi de l'or, il ne s'amuse pas à en tirer le soulphre du centre, dont l'ornement revêt le Mercure, mais demeurant tous deux en une eau d'or faite par degrez, l'or peu à-peu est réduit à revenir à ses premiers principes.

90. La Liqueur Alkaest au contraire, en dissolvant les métaux, en détruit l'homogeneité métalique, elle ne souffre pas que les principes qui les composent joüissent l'un de l'autre, mais en les séparant cause de l'antipathie entr'eux, le Mercure central subsistant sous la Liqueur teinte, & demeurant ainsi divisez en deux.

91. De sorte que l'hematine, qui auparavant avoit le poids métalique dans l'or, est tellement alterée par cette sorte de dissolution, que sa legereté n'ayant plus de raport au poids de son Mercure, elle doit paroître à la vûë une huile, ou plûtôt un sel onctueux, tres-précieux dans la Medecine, pour attaquer les maladies.

92. Il est vrai que les matieres métali-

F ij

* *Ce feu est le Mercure des Philosophes.*

ques ſont parfaitement diſſoutes par cette
humidité, mais auſſi perdent-elles beaucoup
de leur nature métalique, puiſqu'à la fin leur
ſoulphre, quoiqu'avec travail, peut être réduit en eau commune. C'eſt-là la force de
cette admirable Liqueur ſur toutes ſortes de
matieres.

93. Tous les Philoſophes conviennent
que nôtre Mercure, n'eſt rien autre qu'un
Mercure qui ne moüille que ce qui eſt homogene au métal, & qui eſt la mere de la
Pierre. Si vous en ignorez le ſecret aprés ce
que nous en avons dit, vous perdrez le tems
d'en chercher ailleurs de plus grandes in-
ſtructions, puiſque perſonne n'en a jamais
écrit plus clairement que moi.

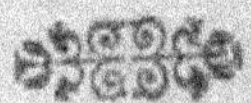

LE
SECRET
DE LA
LIQUEUR IMMORTELLE
OU
DE L'ALKAEST.

Ecrit en Latin & en Anglois.

Par *EIRENÆUS PHILALETHA,*
& traduit en François.

D.   Uest ce que l'Alkaest ?
R. **Q** C'est un Menstruë, ou Dissolvant universel qu'on peut apel-
ler d'un seul mot eau de feu : C'est un être

ſimple & immortel, qui penetre toutes choſes & les réſout en leur premiere matiere liquide : rien ne peut reſiſter à ſa vertu : il
agit ſans réaction de la choſe ſur laquelle il
agit , & ne ſouffre que de ſon ſemblable ,
qui ſeul le met ſous le joug. Aprés qu'il a
diſſout toute autre choſe , il demeure tout
entier en ſa premiere nature , & n'a pas
moins de vertu aprés avoir ſervi mille fois ,
qu'il en avoit en ſa premiere action.

D. Quelle eſt ſa ſubſtance ?

R. Sa ſubſtance eſt un excellent Sel circulé , préparé d'une maniere admirable juſqu'à ce qu'il réponde aux deſirs d'un ſubtil
Artiſte. Car il ne faut pas s'imaginer que ce
ſoit un Sel corporel , tel quel , rendu liquide
par une ſimple diſſolution : mais bien un eſprit ſalin que la chaleur ne ſçauroit épaiſſir
par l'évaporation de ſon humidité : ſa ſubſtance étant ſpirituelle , uniforme , volatile
à une petite chaleur , & ne laiſſant rien
aprés ſon évaporation. Ce n'eſt point un
eſprit acidé ni alcaliſé , mais un eſprit ſalin.

D. Qu'eſt-ce que vous appellez ſon ſemblable ?

R. Si vous connoiſſiez l'une de ces deux
choſes , l'autre ne vous ſeroit pas long tems
inconnuë. Cherchez , les Dieux ne don-

nent les Arts, qu'en récompenſe de l'indu-
ſtrie.

D. Quelle eſt la matiere prochaine de
l'Alkaeſt ?

R. Je vous ai dit que c'eſt un ſel. Le feu
environne le Sel , & l'eau engloutit le feu
ſans l'éteindre : & de cette maniere ſe fait
le feu des Philoſophes dont on a dit , *vulgus
cremat per ignem , nos per aquam.*

D. Quel eſt le plus excellent des Sels ?

R. Le voulez-vous apprendre ? deſcen-
dez dans vous mêmes , & ſi vous êtes capable de diſcernement, vous y reconnoîtrez
ce Sel & ſon Vulcan que vous portez par-
tout avec vous.

D. Dites moi je vous prie , ce que vous
entendez par là ?

R. J'entens le ſang tiré du corps humain,
ou l'Urine d'homme. Car l'Urine eſt un
excrément ſeparé du ſang , pour la plûpart.
L'un & l'autre donnent un Sel volatil, & un
Sel fixe : ſi vous les ſçaviez extraire & les
préparer, vous auriez un Baume de vie tres-
précieux.

D. Eſt-ce que l'Urine des hommes à plus
de vertu que celle des autres Animaux ?

R. Elle en a infiniment davantage. Car
quoique l'Urine des hommes ne ſoit qu'un
excrément , ſon Sel neanmoins n'a point de
pareil dans toute la nature.

D. Quelles sont les parties de l'Urine ?

R. L'Urine a des parties volatiles, & des parties fixes, & les unes & les autres sont differemment alterées selon la maniere qu'on les traite.

D. Est-ce qu'il se trouve dans l'Urine quelque chose qui differe de son intime & specifique nature urineuse ?

R. Sans doute, car on y trouve le flegme aqueux, & le Sel marin que nous prenons dans nôtre nourriture ; ce dernier demeurant entier & indigeste dans l'Urine en peut être separé : & si nous sommes quelque tems sans en prendre suffisamment dans nos repas, on cessera d'en trouver dans nos Urines.

D. D'où procede ce flegme, ou humidité acqueuse & insipide qui se trouve dans l'Urine ?

R. Il procede principalement des liqueurs que nous bûvons, outre que tout ce que nous mangeons a aussi son propre flegme.

D. Expliquez-vous plus clairement ?

R. Sçachez que l'Urine consiste en partie en ce qui est conduit dans la vessie par la vertu separatrice, conjointement avec ce que nous bûvons, & en partie en *Lesas* aqueux, ou excrément humide separé de la masse du sang par l'odeur du Ferment urineux : elle penetre profondément , & sa salure demeure inalterable à moins qu'elle ne devienne la même , avec la salure du sang ; de sorte que tout ce qui est contenu dans l'Urine outre le sel , est un flegme inutile.

D. Comment peut-on connoître qu'il y ait tant de flegme dans l'Urine.

R. On le connoit par le goût de lUrine , par son poids & par sa vertu.

D. Expliquez vous vous mêmes ?

R. Le sel d'Urine contient tout ce qui est essentiel à l'Urine : son odeur est aiguë ; son goût est different selon la differente maniere qu'on l'a travaillé ; ensorte que quelquefois , il semble un sel d'une salure urineuse.

D. Qu'avez-vous observé à l'égard de son poids ?

R. J'ay observé que trois onces d'Urine ou environ prises d'un homme sain , ont pesé presque 80, grains plusqu'un pareil volume d'eau de fontaine : & j'ai vû une Liqueur distillée de cette Urine , qui étoit de même poids que cette eau de fontaine : d'où il paroit que la plus grande partie du sel étoit restée au fond du vaisseau aprés la distillation.

D. Qu'avez-vous observé de sa vertu ?

R. La congelation de l'Urine au froid eſt une preuve qu'elle contient du flegme. Car le ſel d'Urine diſſout dans une tres-petite quantité d'eau , cette eau ne ſe glace point au froid comme l'Urine.

D. Ce même flegme exactement ſéparé par diſtillation , ne laiſſe pas de conſerver la nature de l'Urine , comme il eſt facile de s'en convaincre , par l'odeur & par le goût ?

R. Je vous l'avouë , mais le diſcernement qu'on en peut faire par le goût eſt bien foible , & celui qu'on en pourroit faire par le goût & par l'odeur ne ſeroit pas plus certain , que celui qu'on feroit de la même maniere , de l'eau pure où l'on auroit diſſout du ſel d'Urine.

D. Que vous peut apprendre la Pyrotecnie au ſujet de l'Urine ?

R. Elle nous apprend à volatiliſer ſon Sel ?

D. Et quand on a tiré de l'Urine ce Sel volatil que reſte-t-il ?

R. Il reſte des excrémens terreſtres noirâtres & puants.

D. L'Eſprit qu'on tire de l'Urine eſt il entierement uniforme ?

R. Encore qù'il le paroiſſe à la vûë , à l'odeur & au goût ; il poſſede neanmoins des qualitez contraires , qui le rendent different.

D. Quelles sont ces qualitez ?

R. Par l'une de ces qualitez cet Esprit par une vertu qui lui est propre, coagule le Due-lech , & par une autre il le dissout.

D. Que remarquez-vous encore dans cet Esprit ?

R. J'y remarque un Esprit vineux , qui se manifeste en la coagulation de l'Urine.

D. Se trouve-t-il un Esprit de cette natu-re dans l'Urine ?

R. Oüi sans doute , & dans toute sorte d'Urine , même dans celle de l'homme le plus sain , & qu'on peut préparer par Art.

D. De quelle efficace est cet Esprit ?

R. Elle est telle , qu'elle est redoutable aux hommes : & ceux qui en ressentent les effets sont bien à plaindre.

D. Pourquoi ?

R. D'autant que le *Duelech* , nôtre plus cruel ennemi , en tire son origine.

D. Voudriez vous nous donner quelque exemple de la production de cet Esprit ?

R. Fort volontiers. Prenez de l'Urine, dans laquelle vous ferez dissoudre une quantité suffisanté de salpêtre : laissez-la reposer un mois & la faites ensuite distiller, il viendra d'abord un Esprit , qui brûle la langue comme un charbon de feu ; reversez

cet Esprit sur ce qui sera demeuré au fond
du vaisseau en le cohobant quatre ou cinq
fois, & n'en tirant environ que la moitié à
chaque distillation : par ce moyen , cet Esprit devient tres penetrant encore qu'il n'ait
pas la moindre aigreur : l'ardeur qui parois-
soit dans la premiere distillation s'adoucis-
sant peu-à peu par les suivantes , s'éteint
à la fin presque entierement , si elle ne
s'éteint pas tout-à-fait : de sorte que la
douceur de ce second Esprit aprés cette
préparation se reconnoit à l'odeur & au
goût , qui étoient tres-aigus auparavant
dans le premier Esprit.

D. Qu'avez-vous remarqué au premier
Esprit ?

R. Si on agite ou secouë un peu le vaisseau qui le contient, il paroit des veines hui-
leuses aux côtez qui coulent de toutes parts,
de la même maniere qu'on en voit à la cha-
pe de l'allembic lorsqu'on distille l'Esprit de
vin.

D. De quelle putréfaction se doit on servir, pour tirer de l'Urine cette sorte d'esprit ?

R. L'Urine se doit corrompre à une chaleur presqu'insensible. Le vaisseau qui la
contient doit être legerement bouché ou
plûtôt couvert. Il n'importe qu'il soit tan-

tôt plus chaud ou tantôt plus froid ; pourvû
que la chaleur & la froideur en soient me-
diocres.

D. De quelle maniere peut-on rendre cet
Esprit vineux tres-manifeste ?

R. On le peut par une putréfaction qui
puisse causer un Ferment & exciter une ébulition, ce qui ne sera pas long-tems à arriver, si l'Urine est mise dans un vaisseau de
bois en un lieu temperé, comme derriere
un fourneau pendant l'Hyver : où elle doit
demeurer jusqu'à ce que le Ferment vienne de lui-même dans l'Urine & exite des
bulles : & pour lors vous pourrez tirer de
cette Urine un Esprit ardent, qu'on peut
dire vineux en quelque maniere.

D. Se trouve t-il encore quelque autre
Esprit dans l'Urine ?

R. Oüi ; car l'Urine corrompuë en une
douce chaleur pendant quinze jours ou environ, rend un Esprit coagulant qui coagule l'Esprit de vin suffisamment rectifié.

D. De quelle maniere prepare-t-on l'Esprit qui forme de lui-même le Duelech, d'u-
ne eau tres-claire : & l'Esprit qui le dissout ?

R. L'Urine aiant été en putréfaction pendant un mois & demi, en une chaleur semblable à la chaleur du fumier de cheval ; si

vous la distilez dans un vaisseau convenable, elle vous donnera l'un & l'autre Esprit en belle eau claire à vôtre volonté.

D. L'un & l'autre de ces Esprits coagule-t-il l'Esprit de vin ?

R. Non. Car on a reconnu que le second Esprit d'Urine manque de cette vertu.

D. Que contient encore l'Urine qu'on a traitée en la maniere que vous venez de dire, outre ces deux Esprits ?

R. Elle contient son Sel fixe urineux, & outre cela elle contient encore par accident du Sel marin qui lui est étranger.

D. Peut-on faire monter son Sel fixe à une médiocre chaleur, & le faire distiller en forme de Liqueur par l'alembic ?

R. On le peut, mais par Art, & par une singuliere industrie.

D. Où est le flegme de l'Urine ?

R. Il réside dans le Sel : car dans la preparation de la putréfaction, le Sel se corrompt & se mêle dans le flegme, & l'un & l'autre étant confondus, montent ensemble lors de la distilation.

D. Ne peut-on pas l'en séparer ?

R. On le peut : mais tous les Artistes n'en font pas capables.

D. Que fera cet Esprit quand on l'aura préparé en la maniere que vous venez de la dire ?

R. Essayez, & vous admirerez sa vertu à dissoudre les corps.

D. N'est-ce pas l'Alkaest ?

R. L'Alkaest ne se peut faire sans la participation de la vertu du sang humain, & dans l'Urine on en remarque quelques traces.

D. C'est donc dans l'Urine & dans le Sang que réside l'Alkaest ?

R. La Nature nous donne bien l'Urine & le Sang : Mais la Pyrotecnie nous produit un Sel de la nature de ces deux choses, que l'Art circule en Sel circulé de Paracelse.

D. Vous dites trop peu de choses pour qu'on vous entende ?

R. J'ajouterai seulement que le Sel du Sang doit être tellement changé par le Ferment urineux, qu'il perde sa derniere vie & ne conserve que sa vie moyenne & sa salure.

D. A quel dessein ?

R. Pour faire connoître l'excellence du Sang humain sur tout autre sang, laquelle doit être communiquée à l'Urine d'homme aprés qu'on la séparée de ses excrémens : ce qui la fait surpasser, aprés cela, toute autre Urine à cause de ses surprenantes vertus.

D. Pourquoi ajoûtez-vous l'Urine pour cette production ?

R. Sçachez que pour changer les choſes on a beſoin d'un Ferment corrompant ; & qu'entre les Sels il n'y en a point qui ait cette vertu plus avantageuſement que le Sel puant d'urine.

D. Ne peut on pas ſéparer de l'Urine, le flegme & le Sel chacun à part ?

R. On le peut, pouvû que l'Urine ne ſoit pas encore corrompuë.

D. Quelle quantité de flegme peut-on eſtimer que contienne l'Urine ?

R. De dix parties d'Urine nouvellement renduë, on en ſéparera environ neuf parties par diſtillation, qu'on rejettera comme flegme inutile. De la dixiéme partie reſtante, on en tirera par la même voix, tout ce qu'on pourra de Liqueur & on la gardera à part. Des reſtes de l'Urine deſſeichée qui ſe trouveront au fond du vaiſſeau, & qui n'auront pû monter à feu médiocre, on en tirera le Sel avec environ autant d'eau commune que montoit la moitié de l'Urine qui a produit ces reſtes. Cette eau s'étant chargée de ce qu'elle aura pû prendre de Sel, ſera verſée par inclination, puis filtrée par défaillance & par l'entonnoir de verre, afin de la mieux purifier : puis reverſant de nouvelle eau deſſus, on réïterera ce tra-

vail jusques à ce que le Sel soit tres-pur.
Vous joindrez ensuite ce Sel puant avec
le dernier Esprit que vous aurez mis à part,
& cohoberez.

Le Nom du Seigneur soit benit. Amen.

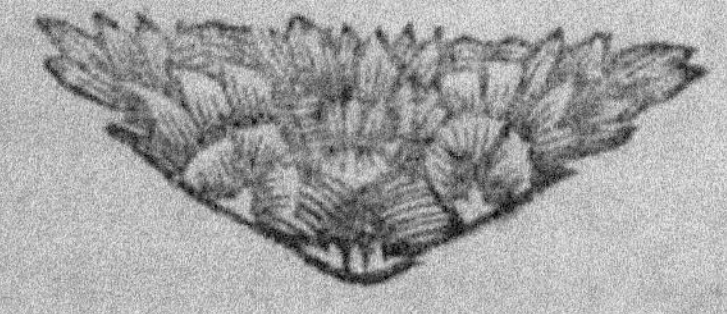

*Les 9. 10. 11. 12. & 13. Chapitres de
la Seconde Partie de la Pyrotechnie , prouvée , de Georges Starkey,
Traduits d'Anglois en François :
où l'Auteur traite de l'usage & de
de la découverte du Secret de la Liqueur immortelle de Van-Helmont.*

CHAPITRE IX.

DE L'ALKAEST.

NOUS voici venus à la contemplation d'un sujet de miracles ,
car l'Alkaest, est sans doute, un
des plus admirables Secrets de la Nature.
C'est un être immortel, & in corruptible ,
qui peut réduire tous les mixtes en leur premiere matiere liquide , détruisant leur soli-
dité corporelle , & les volatilisant.

Le Nom Allemand, que Paracelse lui a

donné le premier , composé des deux di-
ctions Al-geheſt , qui ſignifient tout Eſprit ,
peuvent aſſez marquer ſa Nature. C'eſt en
effet un Eſprit d'une ſubſtance tellement homogene, qu'il ne peut être alteré en ſa Nature , que par ſon ſemblable (ſon compere)
qui le change & lui fait perdre ſa vertu ,
quand ils ſe trouvent joints & mêlez enſemble.

Je ne prétends pas faire ici un long diſcours ſur un ſujet que j'ay déja traité ſuffi-
ſamment , & d'une maniere aſſez claire
dans un Livre exprés ; ni y repeter ce que
j'ay déja dit ailleurs. Mais mon but étant
de donner dans cet Ouvrage un Syſtême à
l'abregé de l'Art entier de la Pyrotechnie ,
je ne peus pas me diſpenſer d'y parler d'une
Liqueur dont on perfectionne les plus excellentes préparations , à moins que je ne
vouluſſe le faire paſſer pour imparfait.

Diſons donc , que l'Alkaeſt n'eſt autre
choſe que ce feu dont on a dit ; le vulgaire
brûle avec le feu , & nous brûlons avec
l'eau. *Vulgus igne cremat nos aqua :* ce feu
que l'Illuſtre Van Helmont apelle ſon ſu-
prême & ſon perpetuel corroſif , ſon feu
d'Enfer:*Summum & perpetuum corroſivum...
Gehennæ igis.* Et duquel nous dirons ici
ſeulement , les effets , la matiere , & la pré-

paration : ce que les Enfans de la Science ,
comme j'eftime, regarderont comme un riche prefent.

Mais auparavant , je penfe qu'il eft neceffaire de prévenir le Lecteur , en lui ôtant
la caufe des préjugez qu'il fe pourroit former au defavantage de ce que j'ay à dire :
& pour cela je le prie d'être perfuadé que je
ne fuis pas du nombre de ces Ecrivains impertinens, qui difputent de ce qu'ils n'entendent pas , & qui fe mêlent de vouloir enfeigner ce qu'ils n'ont jamais apris. Dieu qui
connoit les replis les plus cachez de nôtre
cœur , m'eft témoin que je n'écris pas mes
fantaifies , ni mes imaginations , mais feulement ce que je fçai être vrai , non pas par
une fimple fpeculation ou lecture , mais par
une pratique réellement éprouvée.

J'ay dés mes plus tendres années defiré la
connoiffance de la vraye Philofophie plus
que toute autre chofe. Eftimant que rien au
Monde ne lui pouvoit être comparable.
Auffi ai-je volontiers dépenfé mon bien ,
& confumé mes plus beaux jours pour l'obtenir. De forte que j'ai prefentement l'a-
vantage de pouvoir rendre témoignage à la
gloire de Dieu, que fon infinie bonté , non-
obftant mon indignité , a daigné me favo-
rifer , de la découverte de plufieurs Secrets

qu'il tient cachez à la plûpart de ceux qui cherchent avec empreſſement les Myſteres Chymiques , que pluſieurs ne ſçauroient comprendre , quoique ſçavans d'ailleurs dans l'eſtime des hommes.

Entre les connoiſſances que me pouvoit donner cette Philoſophie , je n'en ai recherché aucune avec plus d'ardeur que celle de l'Alkaeſt. J'en ai fait pendant huit années entieres le principal objet de mes plus ſérieuſes occupations , comme l'entrepriſe la plus difficile de toutes mes recherches. Pendant ce laborieux exercice , rien ne me conſoloit davantage , & ne m'engageoit plus fortement à pourſuivre mon entrepriſe , que la conſideration de l'excellence de cette admirable Liqueur , & de l'utilité quelle aporte à ceux qui la poſſedent. Et bien que l'ennui de la préparation en fut extrêmement rebutant , il ne pût neanmoins l'emporter ſur la courageuſe réſolution de mon eſprit , pour me détourner de mon entrepriſe. De ſorte que perſeverant à chercher , à fraper , & à demander au Pere des lumieres , de qui viennent tous les vrais biens , & tous les dons parfaits : j'obtins enfin la connoiſſance de ce rare Secret : tant de la matiere , que de la maniere de le travailler. Ce que je vas declarer ici avec tant de ſince-

rité & de clarté aux Enfans de la Sience,
que sans autre guide que la benediction de
Dieu, & la conduite que je vas leur proposer, ils pourront par leur application & par
leur travail obtenir ce que j'ai acquis par de
semblables moyens.

CHAPITRE X.

De la vertu & efficace de l'Alkaest en general.

LE bon & l'utile étant reciproques, une
chose ne peut être dite bonne qu'elle
ne puisse aussi être dite utile. C'est pourquoi il me suffira de parler ici de l'utilité de
nôtre Liqueur, pour attirer les hommes à
la rechercher.

Je ne sçaurois ce me semble mieux com-
mencer le discours des avantages de ce rare
Secret que par les paroles de l'Illustre Van-
Helmont, il n'y a, dit-il, qu'un feu au
Monde, qui est nôtre Vulcan brûlant. Ce
feu tire son origine de la Nature, c'est pourquoi on le peut produire par Art ; aussi le
rend-on visible par le choc d'un caillou &
d'un morceau d'acier ; & les étincelles en
étant reçûës dans du bois, sont par un Art

aſſez aiſé & connu de la moindre Cham-
briere , multipliées en un feu auſſi grand
que l'on veut. Et bien qu'il ne ſoit d'abord
qu'une ſimple flameche, ſi on le fomente &
ſi on l'entretient avec les choſes qui lui ſer-
vent d'aliment , il devient en peu de tems ſi
grand , & ſes flâmes deviennent ſi ſpacieu-
ſes , qu'il pourroit conſumer toutes les matieres combuſtibles du monde , ſi on les jet-
toit dedans.

Or comme il n'y a qu'un feu dans la Nature , il n'y a de même , pourſuit ce grand
homme , qu'une ſeule Liqueur diſſolvante
qui lui ſoit ſemblable : encore eſt-elle bien
plus puiſſante , & bien plus violente que la
flâme du feu ordinaire. Car les choſes qui
ſont miſés dans ce dernier, qui y demeurent
ſans alteration , ſont détruites par la premiere , & en ſont alterées radicalement &
fondamentalement.

Si on diſtille cette Liqueur ſur un métal
imparfait & mol ; des la premiere ou ſeconde diſtillation , elle le laiſſe en une ſubſtance fondante comme la cire , de laquelle le
ſoulphre ou teinture ſe pouvant diſſoudre
dans l'Eſprit de vin , en peut être ſeparée
par ſon moyen , & le reſte étant tenu trois
jours en digeſtion à la vapeur du bain , rendra du Mercure coulant. On peut faire la

même choſe ſur les Métaux les plus durs,
& mêmes ſur les Métaux parfaits, mais en
un plus long-tems, & par un plus grand
nombre de cohobations.

Mais ſi elle eſt diſtillée ſur le Mercure
commun, elle le laiſſe coagulé & fixe, enſorte qu'il ſouffre l'examen de la coupelle.
Elle le laiſſe, dis-je, ſpongieux comme la
pierre ponce; peſant comme le Turbith mineral, & tres-caſſant, enſorte qu'on le peut
aiſément réduire en poudre. Et ſi l'on cohobe ſur cette poudre l'eau diſtillée des
blancs d'œufs, cette eau devient puante,
& la poudre devient rouge comme du co-
ral, d'où elle a reçû le nom d'Arcane co-
ralin.

Si on la diſtille ſur des pierres commu-
nes, ou ſur des pierres prétieuſes réduites
en poudre ſubtile; elle les change en un pur
Sel, au poids de la pierre. Elle réſout les
perles en un lait qui eſt leur premier être.
Elle fait la même choſe des yeux de Can-
cres, c'eſt à dire des pierres qu'on trove
dans la tête des Ecrevices, qu'on apelle vul-
gairement leurs yeux. Elle réduit auſſi de
même toutes les pierres ou noyaux des vegetaux, comme des pêches, des dattes,
&c.

Enfin cette Liqueur réduit tous les vegetaux,

taux, tous les animaux & tous les mineraux
en leur premier être liquide ; & les mixtes
qui ont en eux des matieres heterogenes,
elle les rend visibles, & les en sépare, ou
plûtôt elle les met en état d'en être sépa-
rées.

L'avis que donne nôtre Philosophe à ceux
qui ont donné leur nom à la Chymie, est
de faire tous leurs efforts d'obtenir cette
Liqueur ; si leur but est plus relevé que les
Remedes ordinaires. Et bien qu'il concluë
que cette entreprise surpasse la portée
du commun des hommes, & que de ceux
qui cherchent ce Mystere, il n'y aura que
les choisis qui en joüiront : il ne faut pas
pour cela que les Ames genereuses qui em-
ployent toute leur industrie, pour ce grand
dessein se rebutent dans les difficultez. La
plus grande est sans doute, l'impenetrable
obscurité de tous ceux qui en ont écrit jusqu'ici ; & principalement de Paracelse, &
de Van Helmont son grand Interprete.

Je vas maintenant toucher les effets & les
proprietez de cette Liqueur mysterieuse un
peu plus en détail : & principalement ceux
qui lui sont particuliers, & qui ne s'aper-
çoivent point dans les autres Dissolvans ;
afin qu'on la puisse reconnoître à ces marques ; & que les Enfans de la Science se con-

duiſent plus ſurement dans ſa recherche : ce
qui leur doit rendre cet Ouvrage tres-agréable.

***

CHAPITRE XI.

De la vertu ou efficace de l'Alkaeſt en particulier.

ON croira peut-être qu'il n'eſt point
de mon deſſein de diſtinguer l'Alkaeſt
des autres Diſſolvans, qui ſemblent avoir
de l'affinité & du raport avec lui : mais on
en jugera autrement ſi l'on conſidere les erreurs que cette mépriſe cauſe en ceux qui ſe
dévoüent à ſa recherche ; les portant à s'i-
maginer des matieres incertaines ſur leſquelles ils apliquent leur travail. Ce qui
fait que procedant impertinemment, ils s'é-
cartent de la fin qu'ils s'étoient propo-
ſée.

D'entre ceux-là nous conſidererons d'a-
bord ceux qui ne mettent aucune difference
entre l'Alkaeſt & le Mercure des Philoſophes. J'en connois pluſieurs qui ne veulent
pas même qu'on les détrompe de cette erreur, encore qu'on ne trouve rien de plus
abſurde quand on la met à l'examen de la
Raiſon.

Car ces deux choses different l'une de l'autre materiellement & substantiellement : l'une étant apellée proprement Mercure, parce qu'elle l'est en effet ; & l'autre étant un Sel veritable, est apellée avec raison Sel circulé, ou grand Circulé ; Sel suprême & tres-excellent, & Liqueur de Sel.

Elles different aussi formellement & essentiellement; le Mercure des Philosophes étant non seulement une chose métalique, mais un vray métal; c'est à dire un métal Philosophique: le Philosophe aiant déclaré que dans les Métaux, les Métaux se perfectionnent par les Métaux. Et du consentement commun de tous les Maîtres de l'Art, cette conclusion a été formée; Sçavoir : Que tous les principes de l'Elixir des Philosophes sont homogenes ; qu'ils sont coëssentiels les uns aux autres, & à cause de cela ils demeurent formellement les uns avec les autres ; & ils sont changez en la nature les uns des autres ; les Agens devenant patiens, & les patiens Agens, dans le progrez de cette incomparable Medecine. Et c'est pour cela même que cette eau des Philosophes, est apellée eau seche, qui ne moüille ni les mains ni les autres choses qui ne sont pas de même nature ni de même matiere qu'elle ; *Aqua sicca non madefaciens manus, nec quic-*

quam humectans , nisi quod conveniat sibi in
materiæ homogeneitate atque identitate:& que
les Sages ne donnent autre difference entre
l'Or parfait & leur Mercure , si non que le
premier est un or meur , & achevé ; & le
dernier aucontraire , un or crud & imparfait. Artephius confirme tellement cette
pensée , que ses paroles ôtent tous les doutes qui pourroient rester, quand il dit : Qu'il
n'y a aucun Agent pour cet Art que le seul
Mercure Saturnien Antimonial, dans lequel
aucun Métal ne peut être submergé que le
seul Or.

Le Comte Trevisan , comme ce dernier,
pour retrancher tout sujet de controverse sur
cette matiere , détermine & conclut positivement : Qu'il n'y a aucun Agent utile pour
cet Art , s'il ne demeure formellement avec
les corps dissous, ensorte qu'il devienne avec
eux une seule & même chose : comme
fait l'humidité de la terre avec le grain de
bled quelle a dissout. Et c'est pour cela qu'ils
rejettent comme Sophistiques toutes les Liqueurs dissolvantes qui ne restent pas avec
les corps dissous , & avec lesquelles ces mêmes corps résous ne se peuvent recongeler.
Car la dissolution Philosophique du corps ,
produit en même tems la congelation de
l'Esprit dissolvant, ensorte que l'un & l'au-

tre puisse devenir une seule & même chose
en une conjonction inséparable. Doctrine dont on se pourra convaincre, si on lit le
Livre Secret d'Artephius, le Traité du
Comte Trevisan, qui se trouve dans le premier Volume du Theatre Chymique, & sa
Réponse à Thomas de Bologne imprimée
dans le second Volume *de Arte aurifera.*

La Liqueur Alkaest au contraire est une
eau veritable, qui moüille non seulement
les mains, mais encore toute autre chose.
Elle s'unit avec tous les mixtes du Monde,
non pas en les humectant simplement, mais
en les dissolvant & en demeurant avec eux
en dissolution ; distillant même avec eux au
feu de sable du premier degré; sans pourtant
se mêler radicalement avec aucune chose
que ce soit, pouvant être séparée de tout ce
qu'elle a dissout, de la même maniere qu'on
sépare le flegme de l'huile de Vitriol.

Mais quoique cette Liqueur dissolve l'or,
elle ne demeure pas pourtant avec lui,
quand elle l'a dissout : c'est neanmoins ce
qu'elle devroit faire si elle étoit le Mercure
des Philosophes : cette condition étant absolument necessaire en toute generation.
Mais pour marquer encore plus clairement
qu'elle ne l'est pas, nous allons donner en
peu de mots, la difference de ces deux cho-

ſes , telle qu'elles paroiſſent en leur forme ,
en leur matiere , & en leur action.

Le Mercure des Philoſophes eſt un argent
vif antimonial Saturnien , une moyenne
ſubſtance , luiſante comme l'argent pur , au
raport d'Artephius. Et la Liqueur Alkaeſt eſt
un Sel d'une nature de feu , qui n'a point
ſon pareil dans le Monde ; qui n'eſt ni mineral , ni métalique ; mais qui eſt circulé
juſqu'à devenir un pur Eſprit. C'eſt pourquoi on l'apelle en Allemand *Al geheſt*.

Le Mercure des Philoſophes ne moüille
point les mains , ni toute autre choſe qui
n'eſt pas de ſa nature ; c'eſt à dire , qui n'eſt
pas métalique : & ne s'unit à rien qu'à ce
qui eſt métalique. L'Alkaeſt moüille les
mains comme toute autre choſe. Il diſſout
tous les mixtes ſelon leur eſpece, & les réduit
en leur premiere matiere. Il ſe mêle avec les
parties de leur diſſolution , de la même maniere , que ſe mêle un eſprit avec ſon flegme. Mais n'étant pas joint radicalement
avec elles , il en peut être ſéparé.

Dans le Mercure des Philoſophes , l'or
ſeul s'y enfonce, s'y ſubmerge , & s'y diſſout : le diſſolvant & la choſe diſſoute demeurent unis d'une union inſeparable , enſorte que des deux , il ne ſe fait qu'une ſeule
& même choſe. Dans la Liqueur Alkaeſt

aucontraire non seulement l'or , mais tout autre métal s'y enfonce & s'y dissout : mais la Liqueur ne reste avec aucun & ne perd rien de sa force en les dissolvant.

Enfin la dissolution qui se fait par le Mercure des Philosophes est une espece de generation , la teinture ou soulphre ne se séparant pas de la substance Mercurielle en cette operation : aucontraire elle s'y unit plus fortement , ensorte que le Dissolvant même & la chose dissoute deviennent une substance multipliable en leur propre genre. Mais la dissolution qui se fait par l'Alkaest est une dissolution destructive , qui éteint l'énergie de la semence , & la rend impuissante pour la generation. Car l'Alkaest sépare la teinture de la substance Mercurielle des matieres métaliques : de sorte que ces deux choses étant une fois dés-unies , on ne peut jamais les rejoindre. Il est vrai que l'Alkaest rendant cette teinture volatille , il l'a rend admirable pour la Medecine , mais entierement éloignée de la nature métalique & de la disposition qu'elle avoit pour les Métaux.

Pour finir toutes ces differences , nous ajoûterons , qu'encore que le Mercure des Philosophes & l'Alkaest soient d'excellens Secrets, ils sont pourtant tellement distincts l'un de l'autre , qu'ils n'ont entr'eux aucune dépendance , & qu'ils font auffi differens en matiere, en forme & en vertu , qu'on le puiffe imaginer.

Il fe trouve encore des perfonnes , qui penfent que cette Liqueur, eft une eau Mercurielle ; l'Auteur du Dictionnaire Chymique eft de ce nombre , qui dit que l'Alkaeft eft du Mercure tres-bien préparé contre les obftructions du Foye. Il y en a d'autres qui eftiment que le Vitriol en eft la matiere, C'eft à dire qu'ils croyent que l'Efprit de ce mineral doit être circulé avec l'Efprit de vin pour devenir l'Alkaeft. Enfin d'autres veulent que ce ne foit qu'un pur efprit de Sel. Les Rêveurs font partagez en deux opinions fur cette matiere. Les uns veulent que ce foit une eau fpirituelle, Etherée, tirée de l'Air , empreinte d'un Sel efurin ; & les autres que ce foit l'Efprit du vrai Nitre , qu'ils diftinguent du Sal-pêtre ordinaire. Mais nous laifferons les uns & les autres de ces derniers , chercher leur matiere , car je doute qu'ils fçachent eux-mêmes où la trouver, bien loin de la pouvoir enfeigner aux autres.

Pour moi je laifferai un chacun abonder en fon fens, fans me mettre en peine quelles font les opinions des autres fur ce fujet.

Je dirai seulement, que mes propres experiences ne m'ont que trop apris, que les subtilitez les plus ingenieuses dans la Théorie ou Speculation, ne se trouvent le plus souvent que de pures rêveries dans la pratique.

Van-Helmont dit positivement, que tout ainsi qu'il n'y a qu'un feu au Monde, il n'y a de même qu'une seule Liqueur, qui ait les qualitez de celle dont nous parlons, comme le sçavent les Adeptes, & qu'ils peuvent le témoigner. Les paroles de ce grand homme meritent ma créance, & je la leur dois comme le Disciple la doit à son Maître. Mais à parler franchement, encore que je ne trouve aucune raison qui convainque mon esprit de leur verité, je ne laisse pas d'être certain que je sçai la préparation de la Liqueur qu'il décrit.

Il assure encore dans le 9. Chapitre de son Traité *de Lithiasi*, que la préparation de l'Alkaest est extrêmement ennuyeuse. Et dans le 7. Chapitre du même Livre, à l'endroit où il enseigne la préparation du *Ludus* en *Altholizoin*, il dit qu'elle est un Ouvrage tres-difficile, & que les Adeptes ont une preuve de cette difficulté qui passe toute démonstration.

J'avouë ingenument que cette preuve démonstrative qu'ont les Adeptes, de la lon-

gueur & de la difficulté de la préparation de
l'Alkaest m'est inconnuë, encore que je sois
certain, comme je l'ay déja dit, que je sçai la
préparation d'une Liqueur, qui produit les
effets, que ce grand Philosophe attribuë à la
sienne. Mais que la sienne & la mienne,
soient la même, ou soient semblables en
toutes choses, je n'oserois ni l'affirmer, ni
le nier. Cependant j'espere pouvoir préparer celle que je connois en 50. jours, &
quand je dirois mêmes en 40. jours, je ne
croirois pas me tromper.

La premiere fois que je préparai de cette
Liqueur, comme j'y travaillois sans certitude ou à tâtons, je faisois souvent des fautes. Ainsi je me persuade que je tins pendant ce travail, le chemin le plus long qu'on
puisse tenir pour la préparer. Outre qu'aiant
prévû, que je pourrois faire plusieurs fautes, j'y travaillai d'abord sur beaucoup de
matiere à la fois, afin que si deux ou trois es-
sais venoient à manquer, je pusse en avoir
encore assez pour en recommencer d'autres.

De plus comme ce n'étoit qu'une découverte que je tentois, je n'en faisois pas toute
mon occupation, travaillant en même tems
à plusieurs autres Ouvrages qui m'étoient
connus. Mais avec tout cela, si aprés être

venu à bout de mon dessein, j'examine mes
autres travaux, & que je ne me trompe
point en mon calcul, il est certain que je
sçai plusieurs operations Chymiques bien
plus longues que celle là. De sorte que je
ne vois point cette forte preuve, qu'ont les
Adeptes, de cette ennuyeuse préparation,
à moins que Van-Helmont n'ait pris cet ennui, non pour le tems, mais pour l'incommodité que cause le sujet sur lequel on travaille dans ses premieres préparations ; &
c'est ce que je croirois plus volontiers. Encore cette incommodité peut-elle être plus
grande pour un Artiste que pour un autre,
selon la voye qu'il tient, la méthode qu'il
suit, ou les instrumens dont il se sert. Car il
se peut rencontrer une tres-grande varieté
dans ces sortes de choses, encore que toutes
tendent au même but. Que cela soit dit seu-
ment en passant ; reprenons la suite de nôtre dessein.

La Liqueur dont nous parlons est une Liqueur pesante, n'étant autre chose que du
Sel sans flegme. Elle est entierement volatile, parce qu'elle est tout Esprit, séparé de
tout excrément grossier. Son odeur est foible, d'autant que tout ce qui a l'odeur forte, est pour la plûpart ou volatil, ou composé de plusieurs parties heterogenes. Or

cette Liqueur quoique volatile , ne l'est
pourtant pas au degré de l'Esprit de vin,
de l'Eprit d'Urine , ou de quelqu'autre Esprit semblable , qui s'envolent à la moindre
chaleur : mais elle l'est au degré des Esprits
pesans , qui rendent leur flegme dans la distillation avant que de monter. Aussi aprés
qu'elle a dissout des vegetaux & qu'elle les
a volatilisez , elle les laisse évaporer tous
entiers , & se séparer d'avec elle , a une chaleur assez foible du bain Marie. Elle les laisse
dis-je monter seuls ornez de leurs couleurs
differentes : & eux aucontraire laissent
cette Liqueur qui les a dissous & volatilisez,
au fond de la cucurbite, en la même quantité & avec tout autant de vertu qu'elle en
avoit avant qu'elle les eût dissous.

· Enfin cette Liqueur est un être immortel , je veux dire que c'est une substance
dont la vertu ne s'épuise point par la conti-
nuité de son action sur les mixtes : mais qui
conserve sa vigueur sans alteration , étant
toûjours prête à dissoudre les corps. Elle est
seulement sujette aux accidens , mais non
pas à changer de nature , si ce n'est par le
moyen de son semblable. Et c'est à cause de
toutes ces belles qualitez que ceux qui la
connoissent l'estiment un Secret sans pareil.

CHAPITRE XII.

Des Remedes qu'on peut préparer par l'Alkaest.

PAr les choses qu'on a déja raportées de la nature miraculeuse de l'Alkaest , on pourra aisément comprendre de quelle utilité seroit ce rare dissolvant dans les mains d'un sçavant & judicieux Artiste , pour la perfection de la Medecine & de la Physique. Car sans en chercher d'autres preuves, celles des admirables vertus Medecinales qui se trouvent dans les Métaux , dans les Mineraux , dans les Pierres précieuses, dans les Perles , dans les pierres des Animaux & des Vegetaux , ne sont elles pas assez convaincantes , puisque c'est par cette Liqueur qu'on les dévelope de toutes ces matieres pour en préparer des Remedes admirables.

La résolution de tous les vegetaux par cette même Liqueur , n'est pas moins pressante : car elle les resout en leur premiere matiere liquide , distingant toutes leurs parties heterogenes , par leurs differentes couleurs , & par la situation quelles prennent les unes sur les autres, sans confusion : entre lesquelles se trouve toûjours une Liqueur, en petite quantité, en un lieu séparé, tres différente des autres, & tres aisée à reconnoître à la couleur, où reside le Crasis de toute la substance de la plante, de l'Arbre, ou de la graine qu'on a dissoute.

En cette rétrogradation du mixte, par cette sorte de dissolution, bien loin que la vertu de la chose dissoute soit diminuée, elle est exaltée de plusieurs degrez : il n'y a que le venin qui se rencontre dans ses cruditez, qui en soit entierement éteint ; les vertus specifiques qui paroissoient auparavant dans sa simplicité, y étant non seulement conservées mais augmentées.

Je ne doute pas qu'on ne fasse cas de ces rares préparations, & qu'on ne souhaite en soi même de les pouvoir travailler : étant excellentes & desirables en elles mêmes. Car bien que l'homme se contente d'une volonté, un seul desir ne lui suffit pas.

Velle suum cuique est, nec voto vivitur uno.   Perse.

Mais si on desire la possession de ces admirables Secrets, il faut être raisonnable, en ne la desirant que par des moyens conve-

nables pour l'obtenir , tels que l'aplication
& l'industrie necessaires à leur recherche. Et
si une fois on l'obtient , on pourra résoudre
tous les simples en leurs premiers principes
liquides , sans sédiment : dont une partie est
grasse & onctueuse , principalement en la
dissolution des Arbres , des Gommes , des
Sémences , & de la plûpart des Racines : Et
l'autre partie est aqueuse , en laquelle est
contenu le Sel volatil du mixte , comme on
le peut apercevoir au goût. Si on circule
ces deux substances onctueuse & aqueuse
ensemble , on les réduira en un Sel essentiel , qui est sans contestation l'essence ou
premier être du mixte. Mais si on veut aller plus vite , on fera les dissolutions à une
chaleur plus forte , on les distillera à un feu
convenable , & le Dissolvant montera avec
la chose dissoute , & de cette maniere la nature huileuse sera changée en un Esprit salin ; qui montera par la distillation au bain
en differentes couleurs. Le Crasis se séparant de lui-même du flegme , & montant en
un tems different , en pourra aisément être
distingué : outre que l'un & l'autre se pourront aussi reconnoître , par la diversité de
leur couleur , de leur goût & de leur odeur :
Et le Dissolvant demeurera au fond de la
cucurbite en même quantité , & avec les

mêmes vertus qu'il avoit auparavant.

Vous pourrez par la même voye tirer de l'Helebore un excellent Specifique contre la Goute, la Mélancolie hypocondriaque, la Fiévre chaude, & le Délire des fiévres. Avec la Coloquinte vous pourrez faire un excellent Fébrifuge. Avec la Myrrhe, l'Aloës & le Safran, un Remede antihectique & qui ſera excellent contre les Sincopes ou Défaillances, contre les Convulſions & les Paraliſies. Enfin ayez l'Alkaeſt, & tout ce qu'il y a de précieux dans les Vegetaux ſera à vôtre diſcretion.

Van-Helmont, entre ceux-ci recommande le premier être du Cedre, pour la prolongation de la vie. Il met au ſecond rang l'Elixir de proprieté, pourvû qu'on l'ait préparé, par une diſſolution à feu doux, ſemblable à la chaleur du Soleil au Printems; & qu'on l'ait digeré enſuite par une chaleur ſemblable, juſqu'à ce que l'eau & l'huile ſoient unis en un Sel eſſentiel.

Tous les Vegetaux doivent être traitez de même, ſi l'on veut avoir toute leur vertu au dernier degré d'excellence, ſans rien perdre de leurs proprietez particulieres, qui dépendent de la derniere vie du mixte. On pourroit bien les préparer autrement, & d'une maniere plus prompte, & le Remede n'en feroit pas moins excellent pour les Maladies ; mais il feroit bien moins efficace pour la prolongation de la vie.

Quoique la benediction d'une longue vie, puiffe être fondée dans le Regne des vegetaux, par le moyen de nôtre Liqueur, & qu'en cette confideration, les Mixtes qui en dépendent meritent nôtre eftime : Il n'y a pourtant point de comparaifon entre l'efficace des Remedes qui en font préparez, & la vertu de ceux qu'on tire des Métaux : car avec les derniers on guerit des Maladies que les premiers avoient trouvées incurables.

J'ai deffein de parler auffi de ces Remedes métaliques, mais d'en dire peu de chofe en attendant que j'aye fait une plus ample découverte fur leur préparation, & qu'un tems plus favorable m'ait offert les occafions d'en traiter plus au long. Car à parler franchement, il m'eft arrivé dans ces Recherches, comme aux Ifraëlites, dans leur voyage de la Terre promife, il m'a fallu comme eux traverfer un Defert de difficultez, d'angoiffes, & de croix ; caufées par la permiffion de Dieu, la malice du Diable, & l'envie des perfonnes déraifonnables. Outre que du moment que j'eus le bonheur de voir dans ces Recherches, mes travaux couronnez d'un heureux fuccés, je n'ay pû juſqu'à preſent, rencontrer l'occaſion de les réiterer, m'étant contenté de penſer que ſi Dieu me trouve capable de rendre ſervice au prochain par ces ſortes de choſes, il m'en donnera en même tems la commodité. S'il en ordonne autrement que ſon Nom ſoit beni. Il m'avoit donné des Talens dont peut être il m'a trouvé indigne, ainſi il m'a rendu incapable d'en aider les autres & d'en faire mon profit.

J'ay vû pluſieurs effets de cette Liqueur, & j'en connois d'autres qui en aprochent que mes Lectures & ma Méditation confirment. De ſorte que je ſçai, que ce que j'écris eſt veritable, que j'en ay l'experience, & que je l'ay vû de mes propres yeux : preuve la plus convaincante que nous puiſſions avoir ſur la terre.

Paſſons maintenant des Vegetaux au Regne mineral, où nôtre Liqueur ſe faiſant connoître, on pourra juſtement l'eſtimer la Couronne des Medecins, & le Diadême des Philoſophes : puiſque par ſon moyen, toutes les Maladies pour déplorables qu'elles ſoient, ſont ſurmontées, & ſont abbatuës, comme le foin ſous la faux du Faucheur. Nous conſidererons premierement ce qu'elle produit ſur les Métaux, enſuite ce qu'elle fait ſur les Mineraux, & enfin ce qu'elle opere fur les Sels , fur les Pierres , fur les Perles & fur les Coraux. Et nous dé- crirons tout cela en abregé à la maniere qu'on nous reprefente toute la Terre , en petit, dans une Mape-monde : d'autant que nous ne voulons pas que ce Traité paffe les limites d'un petit Volume.

Si l'or , que nous eftimons le Roi des Mé- taux , & dont la nature eft tellement fixe qu'il fouffre tous les examens du feu fans di- minurion : fi l'or dis-je étant calciné en atô- mes fubtils , ou battu en feüilles tres-min- ces , eft mis dans l'Alkaeft & qu'on les dige- re enfemble dans un vaiffeau de verre exa- ctement fermé , à chaleur égale au Bain boüillant : en peu de jours , l'or fe diffou- dra entierement dans la Liqueur , laquelle en étant féparée par diftillation , elle le laif- fera au fond du vaiffeau en forme d'un Sel fufible. Et fi on cohobe cette Liqueur plu- fieurs fois fur ce Sel , il deviendra volatil , & diftillera en deux couleurs , blanche & rouge. La rouge fera la reinture Hematine, & la blanche , pourra être réduite en un corps Mercuriel , aprés qu'on en aura fépa- ré la Liqueur diffolvante.

Cette Teinture Hematine eft la plus excel- lente préparation d'or qu'on puiffe faire avec cette Liqueur , car elle eft fa vraye

Quint-essence, qui est capable de guerir les
Maladies les plus dangereuses du corps humain. Mais le Magistere d'or, qui est la premiere préparation de l'or en Sel fusible, par
nôtre Liqueur, est un admirable Remede
contre les Fiévres pestilentielles & malignes,
contre la Paralysie, la Peste, &c.

La Quint-essence d'argent ou l'Argent potable préparé par cette même voye, est aussi tres-excellent. Mais l'agréable Huile de
Venus surpasse de bien loin les vertus de
l'un & de l'autre de ces Remedes. Elle se
fait ainsi.

Calcinez de bon Vitriol, jusqu'à ce qu'il
soit détruit & dépoüillé de tout ce qui en
peut être enlevé par le feu ; & il restera un
Colcotar, que vous adoucirez avec de l'eau
commune, & ferez secher. Mettez ce Colcotar ainsi adouci & sec, dans son poids de
nôtre Liqueur, & il se dissoudra tres aisément & tres-vite. Distillez en la Liqueur
& la cohobez dessus au moins 12 ou 15 fois
& il passera tout entier par le bec de l'alembic, enforme d'une Liqueur verte. Digerez cette Liqueur au Bain à feu doux, environ un mois, & la distillez ensuite à feu
lent, & toute la substance métalique du Venus montera en forme de Liqueur ou Esprit
& laissera l'Alkaest au fond de la Retorte, en

son même poids & en sa même vertu. Mettez dans cet Esprit venerien , une dissolution d'Armoniac faite d'autant de Sel que pesera la Liqueur , & d'autant d'eau commune qu'il en faudra précisément pour fondre le Sel : & par ce mêlange , il se fera un précipité ou sédiment blanc , dont on séparera par inclination , la Liqueur verte qui surnagera dessus , & ce sédiment vous rendra un Métal blanc aussi fixe que l'argent , qui souffrira l'examen du Saturne comme lui. Cependant ce Métal est tres-different & tres-distinct de l'argent, ce que vous apercevrez aisément si vous êtes Philosophe , mais qui ne laissera pas d'être aussi bon pour un Metalurgiste, comme le meilleur argent. Desseichez la Liqueur verte , dans une Cucurbiste , par évaporation , & le soulphre de Venus restera au fond du vase avec le Sel-Armoniac , qui l'a fixé ; remarquez bien cela ; ensorte qu'il souffre le feu. Versez de bon Esprit de vin rectifié sur ce mêlange de soulphre & de sel , & la premiere se dissoudra dans l'Esprit , que vous en séparerez par inclination. Cette dissolution distillée , l'Esprit de vin en sera séparé , & il restera au fond du vaisseau , l'huile de Venus d'une odeur excellente & d'un goût de la douceur du miel. C'est-là le soulphre de ce Planette ,

que vous aurez eſſenſifie , par ces operations. La Nature n'a point de plus ſouve-
rain Remede pour la plûpart des Maladies ,
pour ne pas dire toutes. C'eſt le vrai Ne-
penthes des Philoſophes , qui cauſant un
certain repos appaiſe toutes les douleurs , &
laiſſe toûjours aprés ce calme , la partie ſen-
ſiblement ſoûlagée dans les plus longues &
les plus violentes Maladies; ou entierement
guerie dans les Maladies moins cruelles.

Je peux écrire de la préparation du Venus , avec plus d'experience , que de celle du
Mercure & du ſoulphre d'Antimoine. Mais
comme ces deux derniers ſont de peu de valeur , quoique d'une vertu ſublime , lorſqu'ils ſont préparez. J'ay réſolu d'en traiter
plus au long , quand j'auray recommencé
le travail de l'Alkaeſt ; ne pouvant me réſoudre de raporter les choſes que je ne ſçais
que par l'experience des autres , mais bien
celles que je ſçay être vrayes , par ma propre experience.

Mon travail ma fait voir aſſez de choſes,
pour me convaincre de l'exiſtence & de l'u-
tilité de cette Liqueur , mais je ne la com-
prens pas d'une ſi longue , ni d'une ſi ennuyeuſe préparation , comme les paroles de
Van Helmont ſemblent l'aſſurer Et c'eſt dôt
j'eſpere bien-tôt m'éclaircir & me ſatisfaire

pleinement , si Dieu me le permet. Si c'étoit
une chose si ennuyeuse & si difficile à faire ,
Van-Helmont, ni Paracelse, n'auroiët jamais
pû essayer tant de choses , par son moyen,
comme ils ont fait. Il est vrai que ce que j'en
ay éprouvé , a été le resultat de plusieurs années de tentatives fort interrompuës , mais
de prés de deux années de recherches à travailler presque tous les jours , ou plûtôt
quelques jours toutes les Semaines. Et quoi
que ces Essays sur l'Alkaest fussent le principal de mes autres travaux, malgré mes soins,
mon Vaisseau s'étant rompu une fois en distillant , termina toutes mes épreuves. Tant
que j'eus de cette Liqueur en ma disposition,
je ne la laissai, ni jour, ni nuit, en repos :
en ayant préparé plusieurs Magisteres. Je ne
fus malheureux qu'en préparant les Quint-
essences , soit que cela vint de ce que je me
hâtois trop d'achever les choses avant le
tems que la Nature le demande , ou de quelqu'autre cause : tant y a qu'en achevant celle du soulphre de Venus que je viens de dé-
crire , il m'arriva que mon Vaisseau se cassa,
comme j'ay dit , & que ma Liqueur & mon
soulphre furent entierement perdus : l'une
& l'autre étant volatils pour lors.

Or comme il y a moins de risques à travailler les Magisteres , que les Quint-essen-

ces ; pour y réüſſir , on n'a qu'à diſſoudre dans l'Alkaeſt le mineral , ou la chaux du métal , qu'on veut préparer , & retirer enſuite , la Liqueur , par diſtilation. Mais ſi c'eſt un métal dur , ſur lequel on travaille , on réïtrecra trois ou quatre fois cette diſtillation en cohobant. Et le mineral, ou le métal , aprés la diſtillation de la Liqueur , reſtera en la forme d'un Sel-doux, d'une odeur excellente , potable en toute ſorte de Liqueurs , & qui donne ſa teinture ſi on le diſſout dans l'Eſprit du vin.

Cependant ſi vous avez un Fourneau certain , qui puiſſe donner une chaleur réglée , vous pourrez non ſeulement travailler à rendre les Métaux potables , mais auſſi à les volatiliſer. Pour cela vous ſéparerez leur Mercure central de leur teinture , qui eſt leur huile , ou leur ſoulphre que vous fixerez de la maniere que j'ay décrite pour fixer le ſoulphre de Venus : & par ce moyen vous aurez des Remedes qui produiront les effets que doit prétendre le Medecin & que le Malade deſire.

Si je ſuivois l'impetuoſité de mon Genie, je pourrois aiſément pourſuivre cette matiere & en enfler un gros Volume , mais ne le pouvant faire ſans préjudicier un Traité Latin que j'ay compoſé ſur le même ſujet,

dans

dans le tems que je faisois mes essays & que je travaillois tout de bon à l'Alkaest , je n'en dirai pas davantage ici , renvoyant le Lecteur à voir le reste dans ce traité là, que je me propose de mettre bien-tôt au jour. De sorte que si on peut comprendre par celui-ci, le Secret de nôtre Liqueur , & sa préparation , on pourra aprendre dans l'autre , les moyens de s'en servir. Pour le present je me contenterai de passer aux autres choses qu'on attend de moi & que je me suis engagé de traiter ici , qui sont la matiere de nôtre Liqueur , & les moyens de la préparer.

CHAPITRE XIII.

De la matiere de l'Alkaest , & de la maniere de le préparer.

LEs effets surprenans de cette Liqueur , & les merveilles inexprimables qu'on en peut faire , quand on la possede , ont engagé plusieurs Artistes à la rechercher , & non sans raison , puisque la possession en récompense abondamment les peines & les dépenses qu'on y employe.

Mais il arrive dans cette recherche,

comme dans toute autre , qu'à moins qu'on ne cherche dans des matieres propres , & qu'on ne les travaille de la maniere qu'elles le demandent , nos efforts sont inutiles. *In debita materia , per debita media.*

Tout ce qu'on pourra faire de nouveau ou de surprenant , aprés qu'il sera fait, quelques belles qualitez qu'il possede , ne nous convaincra pas pour cela , qu'il soit la Liqueur dont nous parlons. Que l'Artiste travaille tant qu'il voudra à sa fantaisie; la Nature ne changera pas , pour cela , ses Regles, & ne transgressera point ses propres Loix , pour executer les rêveries de cet Artiste : mais elle fera seulement ce qu'elle est obligée de faire, selon les ordres qu'elles a reçûës de son Créateur.

C'est pourquoi nous exclurrons de ce Chef-d'œuvre tous les Métaux & toutes les Substances métaliques. Car quant à leur Mercure central, étant sans pareil, loin de se mêler à rien , il demeure seul & inalterable. outre qu'étant vrai Mercure il ne moüille que ce qui est de son genre; c'est à dire, ce qui est mercuriel comme lui. Ainsi il ne peut pas être de lui-même la Liqueur , que nous cherchons , loin de la pouvoir devenir par Art , puisqu'on ne le peut mêler à rien , ni par sublimation , ni par dissolution.

Pour leur Soulphre ne pouvant être séparé radicalement de leur Mercure, que par le
moyen de cette Liqueur; ce seroit une grande simplicité de croire que ce soulphre en
pourroit être la matiere, puisqu'il s'en ensuivroit l'absurdité qu'il faudroit avoir cette
Liqueur toute faite, avant qu'on put avoir
la matiere dont elle devroit être faite.

De même nous en excluons les Soulphres
combustibles des Mineraux, parce qu'étant
des corps paresseux & sans action, ils ne
peuvent être réellement alterez en leur nature. Et c'est pour cette raison qu'on en
peut bien faire des Remedes passifs, mais
non pas des Menstruës actifs. Et quoique
ces Remedes passifs agissent assez fortement
à l'égard des Maladies, ils manquent néan-
moins d'action pour les corps mixtes, à
cause qu'ils n'ont point la vertu de dissoudre, à moins qu'ils ne soient brûlez, car
pour lors ils rendent une Liqueur acide, qui
est veritablement active.

C'est donc pour cela que nous ne prenons
point pour la matiere de l'Alkaest, ni les mercures, ni les Soulphres métaliques, non plus
que les Soulphres des Mineraux. Les Sels métaliques en sont aussi exclus, parce que sans
exception, ils rendent tous un Esprit acide qui est contraire à la nature de nôtre

Diſſolvant. Car ſi cette Liqueur étoit acide , elle ne ſeroit pas immuable en ſon
action , comme elle le doit être ſelon cette
Regle immancable de la Philoſophie
Chimique , qui veut , que tout Eſprit acide
qui corrode un corps s'affoibliſſe : *Omnis
acidus ſpiritus corrodendo corpus ipſe fatiſ-
cit.*

Cette derniere raiſon nous fait auſſi rejetter comme inutiles pour ſa matiere , le
Salpêtre , le Vitriol , le Sel gemme , le
Sel commun , & tous les autres Sels qui
naiſſent naturellement dans la terre , ou
qu'on tire de la terre , parce qu'ils rendent
tous un Eſprit acide.

Les Alcalis pourroient prétendre , avec
juſtice , la préeminence ſur tous les Sels que
nous avons nommez : car leurs Eſprits n'é-
tant point acides , ſont ſans doute , des Diſſolvans conſiderables , & tres-aprochans de
nôtre Liqueur : auſſi en parlerons nous fort
au long dans la ſuite. Cependant ces Eſprits
quoi qu'excellens , perdant leur vertu en
diſſolvant les corps & en ſe coagulant ſur
eux , en un Sel qui retient ſa volatilité , ne
peuvent par conſequent être le ſujet de nôtre Liqueur.

Pour abreger , paſſons à la matiere veritable de ce grand Diſſolvant , découvrons

quelle elle eſt, & marquons la pratique de
ſa préparation.

Van-Helmont l'apelle *Latex*, dans ſon
Traité *Imago fermenti. Stupefacta eſt Religio, reperto Latice.* Et d'autant qu'en l'endroit où ſe trouvent ces paroles, tout le
Myſtere y eſt décrit en peu de lignes. Je vas
en expliquer clairement le ſens & en dé-
noüer l'Enigme.

Van-Helmont donc, dit premierement :
*Ars indagando ſolicita eſt corpori, quod tan-
tæ puritatis Symphonia colluderet nobiſcum,
ut à corrumpente nequiret diſſipari.* Paroles
que nous pouvons rendre en François en
cette ſorte. Le but principal que ſe propoſe
nôtre Art, eſt de pouvoir trouver un corps,
dont l'Harmonie s'accorde tellement avec
nous, à cauſe de ſon extrême pureté,
qu'aucun principe corrompant, ne puiſſe
trouver en lui rien d'heterogene pour en
pouvoir diſſiper les parties. C'eſt-là le vrai
ſens de ce Paragraphe, & en effet une bre-
ve & entiere deſcription, ou determina-
tion, de l'objet le plus conſiderable, & de
la partie principale de nôtre Art. Puiſque
c'eſt nôtre Art, ou l'Art Chimique, qui
s'occupe avec tant de ſoin à cette découverte. Car de même que le Logicien conſidere
les Categories, les Enonciations, les Mo-

des , les Figures & les Démonstrations ; Le
Grammairien les Criticifmes des Langues ;
& l'Aftronôme le cours des Planetes , & la
fituation des Etoilles fixes : le Medecin con-
fciencieux & homme d'honneur s'occupe
au rétabliffement de la fanté des Malades ,
& à guerir les Maladies. Et pour en venir à
bout , il recherche la poffeffion de l'Efprit
caché des chofes : enforte qu'il met toute fa
diligence pour trouver les moyens de l'extraire & de l'exalter. Et ces moyens font ce
Corps qu'indique le Paragraphe que nous
expliquons : c'eft à dire nôtre Liqueur immortelle , qui n'eft autre chofe que la production de ce Corps.

Ce Corps n'eft point fimplement fixe , ni
fimplement volatil , mais il eft l'un & l'autre. C'eft une Subftance de deux Effences
ou Natures diftinctes : comme on le peut
aifément conjecturer des paroles mêmes du
Paffage que nous expliquons , qui donnent
ce fens : fçavoir , Que l'on cherche un
Corps , qui puiffe tellement s'accorder avec
nous , ou faire un jeu , fymphonie ou con-
fonance d'une fi grande pureté avec nous ,
&c.

Le mot de Symphonie eft une Metapho-
re empruntée de la Mufique , dont nôtre
Auteur en tire fouvent de femblables , prin-

cipalement quand il décrit les Operations de l'Alkaeſt : comme on le peut voir, quand il parle de l'action des grands Arcanes , où il uſe de l'expreſſion : Qu'ils gueriſſent les Maladies en conſonances à l'uniſon. *In tono uniſono.* Faiſant alluſion aux inſtrumens de Muſique, qui étant accordez à l'uniſon , produiſent les ſons en Conſonances les plus parfaites, par raport à l'unité : toutes les autres Conſonances , n'étant que des degrez plus ou moins aprochans de la perfection de cet Accord ; comme une Seconde qui eſt la plus grande de toutes les Diſonances , eſt ſon contraire.

Mais comme la Symphonie ou Conſonance , ne ſe peut produire , au moins , qu'entre deux ſons : ce mot dans le Paſſage de nôtre Auteur étant une Métaphore, déſigne ou marque neceſſairement une double qualité en ce Corps qu'on recherche ; & que ces deux qualitez doivent encore s'accorder en conſonance ou harmonie. Or que cette duplicité ne ſe doive point entendre du Corps , mais ſeulement des qualitez differentes ſous leſquelles ce Corps aparoit , les paroles de Van-Helmont y ſont expreſſes, puiſqu'il dit , que l'Art recherche un Corps & non des Corps. Ce qu'il n'auroit pas manqué d'exprimer , ſi la pluralité des

Corps avoit été neceſſaire pour la matiere
de ſon Alkaeſt, comme quelques uns l'ont
crû, qui veulent qu'on prenne le Mercure
& le Tartre ; & mêmes pluſieurs autres
matieres pour le faire. Mais que pourroit on attendre de ce mêlange impertinent, ſinon une Liqueur languiſſante, ſi
elle n'étoit pas du tout ſans vertu ; & partant impropre à aucune action conſiderable.

C'eſt donc un Corps & non des Corps que
l'Art deſire avec tant d'empreſſement : mais
un Corps qui étant en eſſence radicalement
un, montre à la vûë une double diverſité
tres-diſtincte, mais ſeulement en qualitez :
& qui s'accordent fondamentalement de
telle maniere, qu'étant touchées de la main
ſçavante d'un Artiſte, elles peuvent cauſer à
ſon oreille une mélodie harmonieuſe.

On pourroit dire de ce Corps unique en
eſſence, ou en genre, & double en nombre
ou aparence, ce qu'Hermes en une autre
occaſion a dit, du Mercure des Philoſophes
& de ſon Pareil : ſçavoir, Que ce qui eſt en
bas, eſt comme ce qui eſt en haut, & que
ce qui eſt en haut eſt comme ce qui eſt en
bas, pour produire les miracles d'une choſe.

C'eſt-là nôtre premiere découverte à l'é-

gard de la matiere de cette excellente Liqueur. Imprimez donc dans vôtre esprit,
qu'il ne faut qu'un Corps en genre & réali-
té, mais distinct sous deux aparences, super-
ficiellement differentes. Ce Corps ne se
trouve & ne s'obtient pas aisément, puisque les paroles de Van-Helmont portent
un témoignage si visible de difficultez :
quand il dit : que l'Art recherche avec soin,
avec industrie, avec aplication, un Corps.
Car il faut observer que le mot *Indagando*,
qui signifie la recherche de ce Corps, signifie une recherche soigneuse, studieuse, exacte, continuelle, comme celle des Chiens
de chasse, qui furetent & suivent la bête à
la piste, l'odeur des pieds que l'animal laisse sur la terre en fuïant, les tenant toûjours
en haleine. Ce mot composé de *inde & ago*,
signifie une action continuë & sans relâche,
sur quelques principes connus, jusqu'à ce
qu'on ait obtenu ce qu'on prétend. Et c'est
nôtre seconde découverte, touchant la matiere de nôtre Liqueur, dont vous devez
conserver soigneusement le souvenir.

Une troisiément consideration importan-
te à l'égard de ce Corps, c'est quétant deux
en nombre, & qu'étant cherché avec peine
& industrie, lorsqu'il est trouvé, il soit ju-
gé digne d'admiration, jusqu'à causer de la

H v

furprife & de l'étonnement à l'Artifte , de ne pouvoir comprendre qu'un tel Corps puiffe être un fujet , comme celui où il fe trouve. C'eft pourquoi nôtre fubtil Philofophe ajoûte : *Tandem ftupefacta eft Religio, reperto Latice , &c.* Enfin cette production met l'Artifte dans un tel étonnement , que tout plein de veneration & de reconnoiffance de voir ce qu'il a trouvé , il eft forcé de s'écrier , *Seigneur , que vous êtes merveilleux dans vos Ouvrages.*

La chofe étant trouvée , & la découverte en étant faite , on peut affurément dire, que c'eft l'Ouvrage de Dieu , & non pas l'Ouvrage des hommes. Qui peut , dit Job, faire une chofe pure d'une impure ? Il n'y a fans doute que Dieu, qui le puiffe faire.

On peut dans ce Sujet trouver des myfteres affez étonnant pour arrêter nos fens & furprendre nôtre raifon. Une matiere fale & rebutante , rend un Corps de la derniere pureté. Une matiere qui d'elle même eft un Prothée dans fes changemens & dans fes continuelles alterations , produit un Etre immuable , & inalterable. Pour croire ces merveilles avant qu'on les ait vûës , n'a-t-on pas befoin d'une Foi chymique , puifqu'en les voyant , la raifon ne les fçauroit confiderer fans étonnement.

Ce Mystere est peu different du Miracle de la Création ; ou d'un Abîme confus , se formerent & se produisirent tant de differentes choses si admirables , & si rares. Ou du sein d'un Chaos de tenebres , sortit toute cette gloire , les beautez excellentes , qui rendoient le Jardin de delices inestimables. Si l'on veut raisonner de même , sur la production sans pareille dont nous parlons ; la difference qui se rencontre entre la chose produite , & le sujet qui la produit , est plus grande qu'on ne la peut imaginer. Ce n'est donc pas sans raison que l'Art se trouve si embarrassé de trouver un Corps tel que celui-ci , en la chose où il le cherche. Un Corps , dis je , qui doit être si pur ; un Etre si inalterable , dans son usage ; si actif dans son action ; & si permanent dans sa vertu.

Recüeillons nous donc maintenant en nous mêmes , pour voir où nous en sommes. Nous avons trouvé que le Sujet où cet être est caché , l'envelope & le tient tellement invisible & imperceptible sous ses sales aparences , qu'il faudroit être en quelque façon pétri de crédulité , pour y croire son existence ; cependant , qu'on l'en peut tirer avec industrie & le rendre visible & aparent ; & que pour lors il est tellement different du sujet où il étoit renfermé, que l'Artiste demeure surpris dans la contemplation d'un effet aussi rare, que celui là.

Si la briéveté, qu'on s'est proposée dans ce Traité le permettoit, on pourroit moderer cette admiration, par la consideration de pareilles, ou du moins d'approchantes productions; puisqu'il est certain que toutes les generations viennent du sein de la corruption. Mais on ne s'y arrêtera pas, le dessein principal apellant à autre chose qu'à ce détail, & invitant à parcourir ce sujet le plus vite qu'on pourra pour passer a d'autres choses qu'on s'est engagé d'examiner ensuitte, & qui pourront sans doute enfler ce Livre bien plus qu'on n'avoit pensé qu'il dût être.

La quatriéme chose qui tombe sous nôtre observation, en cette découverte, c'est que ce Corps étant singulier, méprise de se mêler avec aucune chose par Fermentation. Et d'autant que le Ferment est la cause du changement, ce Corps n'en voulant admettre aucun, c'est entreprendre de blanchir un More, que de tenter sa transmutation. La raison de ce mépris est claire, par les paroles de nôtre Auteur même; C'est, dit il, qu'il ne trouve pas de Corps plus excellent que lui, pour s'y unir. *Desperata ideo est ejus transmutatio , dignius se corpus non reperiens , cui nuberet.* Et les moyens operans , ou agissans par lesquels il acquiert cette excellence , ou préeminence particuliere, sont la reduction de ses parties, en Atômes les plus petits que la Nature les puisse faire.

C'est de cette maniere que ce *Latex* , vile & méprisable parvient à ce haut degré de pureté & de perfection : ce qu'on a bientôt dit , mais qu'on ne comprend pas si vite , & qu'on ne sçauroit faire qu'avec encore plus de difficulté.

Paracelse dans son Traité *De viribus membrorum* , au Chapitre *de Hepate* , enseigne cette Operation en cette sorte. Le procedé de l'Alkaest consiste à le dissoudre aprés sa coagulation , & à le récoaguler aprés sa dissolution , en une forme changée , selon la maniere , que la Méthode de la coagulation & de la dissolution , l'enseignent. *Ejus processus est , ut à coagulatione resolvatur , & iterum coaguletur in formam transmutatam , sicut processus de coagulando & resolvendo , docet.* Cette courte préparation est la plus grande lumiere que ce subtil Philosophe nous ait donnée sur ce sujet. C'est pourquoi il n'y a pas lieu d'être surpris , que la Doctrine en soit demeurée si cachée jusqu'à aujourd'hui.

Mais si les paroles de Paracelse sont ob-scures ; celles de Van-Helmont ne sont gueres plus claires : ces Auteurs n'ayant écrit que pour n'être pas entendus. Ils ont pro-posé leurs Préceptes, comme des aiguillons, pour exciter seulement les jeunes Artistes à la recherche des choses les plus importantes, & dont ils ne leur ont donné que de legeres ouvertures ; laissant le reste de la découverte à Dieu seul, qui sera toûjours le Dispensa-teur de ses dons jusqu'à la fin du monde.

Pour moi qui ai résolu d'agir avec plus de sincerité qu'ils n'ont fait, reconnoissant l'u-tilité que la publication de ce Secret peut aporter aux hommes, je ne craindrai point de m'exposer à la censure des Artistes vi-vans, ni d'encourir le blâme de ceux qui nous suivront, pour avoir découvert ces Mysteres d'une maniere plus claire & plus intelligible, que jamais aucun autre ait fait.

Revenons donc à nôtre dessein, & con-tinuons l'explication de nôtre Passage de Van-Helmont, qui sans doute est l'endroit de tous ses Ecrits le plus instructif pour ap-prendre la matiere & la préparation de l'Alkaest, & duquel nous avons déja éclair-ci une grande partie. Mais pour proceder au reste avec plus de facilité & de lumiere,

& mettre en même tems un ordre à ce que nous avons déja dit , considerons en deux mots la Doctrine de ce grand homme , qui concerne cette Liqueur.

Considerons , dis-je , que c'est un Corps de sel , qui paroit sous deux formes , qui peuvent être réduites en une telle Consonance ou Harmonie , par sa pureté , qu'il n'est plus aprés cela , sujet à la corruption. Que ce Corps se trouve , par la curieuse & diligente recherche des Artistes , dans une matiere que Van-Helmont apelle *Latex*. Que si on regarde le sujet qui le cache , on demeurera surpris , de la difference qui se trouve en lui, avant sapréparation , & celle qui s'y rencontre quand l'Art la achevé : étant en sa matiere originaire un sujet de mépris , & dans son exaltation un objet d'admiration. Enfin qu'étant parfait & achevé , il ne trouve plus de Corps qui approche de son excellence , pour s'y unir ; & que parce qu'il ne se peut mêler à aucune chose par Fermentation , il ne peut par consequent être changé.

A ces choses nôtre Auteur ajoûte : Que le travail des Sages a produit dans la Nature un Corps Anomal , ou irregulier. Mais cette adition n'est qu'un plus ample éclaircissement de ce qu'il a déja dit. De sorte que tout ce qu'il a raporté de cette Liqueur se peut convenablement réduire sous quatre Chefs.

Le premier contient le but de l'Artiste dans ces paroles. L'Art Chimique recherche soigneusement un Corps, qui s'accorde, ou qui ait une telle Consonance ou Harmonie avec nous à cause de son extrême pureté, qu'aucune matiere corrompante ne le puisse dissiper. Voila tout ce que l'Artiste se propose d'obtenir par son travail, & c'est aussi le plus noble qu'on puisse se proposer dans la Chymie.

Le second marque, ce que l'Art doit trouver, par industrie, pour arriver à ce but, & qui est compris dans ces mots : Mais enfin l'Artiste ayant trouvé une certaine Liqueur ou *Latex*, son étonnement devient si grand qu'il va jusqu'à la veneration. Car cette Liqueur étant réduite en Atômes les plus petits qu'on puisse produire par l'aide de la Nature, elle se trouve sans pareil, & méprise l'union & le mêlange de toute sorte de Ferment : ce qui rend sa transmutation impossible, car elle ne trouve point de Corps plus excellent qu'elle, auquel elle se puisse unir.

Le troisiéme dit, ce qui marque l'anomalité, ou plûtôt la singularité de cette production en ces mots. De sorte que le travail des Sages Chymistes a formé un Corps anomal, ou irregulier dans la Nature, qui s'est produit sans le mélange d'aucun Ferment different de lui même.

Enfin le quatriéme donne l'abregé ou une legere description du procedé de cet Ouvrage dans ces paroles : ce Serpent s'est picqué soi-même, & a repris une nouvelle vie de son propre venin, ensorte qu'il ne peut plus mourir.

Voila comment nous nous sommes instruits de ce rare Secret, & comment nous avons découvert que le sujet ou la matiere de ce que nous cherchons, est une Liqueur ou *Latex* ; qu'en sa production médiate, elle est un Corps de deux Natures differentes, entre lesquelles il doit enfin arriver une telle Consonance, accord ou Symphonie, qu'elle en devient incorruptible. Qu'en sa production finale ou perfection, elle est un sujet incapable de Ferment, & par consequent de transmutation. Ce qui se doit pourtant entendre avec quelques sortes de limites.

Considerons aussi ce que l'Auteur ajoûte. De sorte, dit il, que le travail des Sages Chymistes a formé un Corps anomal ou irregulier dans la Nature. Ce Corps s'est for-

mé sans le mélange d'aucun Ferment heterogene ou different de soi même. C'est un
Serpent qui s'est picqué, & qui a tiré une
nouvelle vie de son propre venin pour se
rendre immortel.

L'irregularité de cette generation deman-
deroit une traité entier, si nous voulions en
découvrir toutes les circonstances : mais ce
lieu ne me le permettant pas, je me contenterai d'en dire seulement quelque chose
en passant.

Ce Corps, premierement, est anomal ou
irregulier en ses Operations. Car il n'y a
point d'Agent dans le monde, qui agisse sans
réaction, si on excepte les Corps Celestes,
à qui cette proprieté est naturelle, & entre
les Sublunaires, le Feu. Cependant cette Liqueur agit sans recevoir d'alteration
de la part de la chose sur laquelle elle
agit.

Il est anomal en sa matiere. D'autant
que l'Arbre d'ordinaire se connoit par ses
fruits : & la matiere par ce qui en est produit : mais ici il en va tout autrement :
Ce qui est produit est immortel, tres pur,
& incorruptible ; encore que la matiere
dont se tire cette production soit la plus
corruptible du monde, la plus impure & la
plus changeante.

Il est aussi anomal en la maniere de sa production : Car il devient Ferment à soi-même, ensorte que sans Adition que de ce qui vient de lui même, cet Etre extraordinaire est produit.

Enfin il nous reste à dire un mot des moyens de sa production. Ce Miracle de l'Art se fait par des dissolutions réiterées & par une intervenante, coagulation. Et c'est par là que sa matiere est réduite en Atômes aussi subtils quelle puisse être réduite dans la Nature.

C'est-là le Serpent qui se mord & se devore soi-même : cette matiere n'étant en effet qu'un Serpent, qui comme ce reptile se devore soi-même par degrez, commençant par sa queuë ; & à la fin elle est renouvellée en une pure Essence sur laquelle la mort n'a plus de pouvoir.

Je pourrois dire ici beaucoup de choses sur la verité de sa mortalité & de son immortalité, si je ne craignois pas de grossir ce Volume à l'excés. Outre que le dessein que je me suis proposé d'abord de n'y dire les choses qu'a l'Abregé, & les promesses que j'ay faites au Lecteur de l'entretenir d'autres matieres que celle-là, ne me le permettent pas. Je passe donc de ce sujet aux autres choses qui me restent à dire.

LIQUOR ALKAEST

OU

DISCOURS TOUCHANT

LE

DISSOLVANT IMMORTEL

DE

PARACELSE

ET DE

VAN-HELMONT.

Ecrit en Anglois par George Starkey, publié par J. Aftel à Londres en 1675. aprés la mort de
Starkey, & Traduit en François.

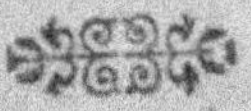

A MONSIEUR
ROBERT BOYLE,
ECUYER.

MONSIEUR,

Ceux qui ont l'honneur de vous connoître, ne s'étonneront pas, du choix que j'ay
fait de vôtre Nom Illustre, pour la Prote-
Ction de ce petit Ouvrage Posthume, puisqu'ils n'ignorent pas le Progrés que vous
avez fait dans l'intelligence de la Philosophie Secrete des Adeptes, ni la maniere obligeante dont vous avez accoûtumé
d'encourager les Prétendans à la Pyrotechnie.

Je sçay Monsieur, que la flâterie ne
vous plaît pas, & que tout ce que je pou-

rois dire de vôtre mérite , seroit fort au dessous de ce que le Monde en sçait. Aussi ne prends - je la liberté de vous dire ici autre chose , sinon que ce petit Traité , vous appartenant de droit , l'Auteur vous en ayant déja de son vivant consacré une partie dans sa Pyrotechnie , je ne fais que vous rendre , ce qui est à vous , en vous le presentant.

Si l'excellence du sujet dont il traite , ne suffit pas pour excuser la hardiesse que je prends de vous le presenter : J'espere que cette judicieuse negligence , qui vous fait d'ordinaire oublier les fautes qu'on commet en vôtre endroit , vous engagera à me pardonner cette liberté , puisque toute mon ambition , en le mettant au jour , n'a été qu'en vûë d'obliger le Public , pour exciter les autres d'en faire autant , & pour avoir l'occasion de vous dire que je suis,

MONSIEUR,

Vôtre tres-humble &
tres-obligé Serviteur,
J. Astel.

PREFACE.

PREFACE.

PRES un long debat en moi-même, je me trouve enfin obl-gé de mettre au jour ce pet t Ouvrage, non seulement pour rendre justice à la mémoire d'un mort, mais encore pour marquer mon inclination à gratifier les vivans. Car dans un Siécle où la Physique triomphe par un nombre considerable d'Artistes, & de personnes genereuses qui les protegent, & par les belles découvertes, qu'on a faites par leur moyen : que pourrois je moins faire que de communiquer cet Essay sur la Liqueur immortelle, ou l'Alkaest, puisque c'est la clef qu'on cherche maintenant avec tant de soin, & qui nous met en possession des Secrets les plus rares de la Nature.

L'Auteur de ce Traité étoit un homme industrieux & laborieux à rechercher les Mysteres les plus cachez de la Physique, & qui n'épargnoit ni le travail ni la dépense, pour connoître ce que la Philo-

sophie a de plus difficile & de plus ab-
strus. Aussi sçait-on le progrés qu'il a fait
dans ces sortes de connoissances , & principalement ceux qui ont eu quelque ac-
cés auprés de lui , ou quelque part en son
Amitié. Ses Ecrits rendent témoignage de
sa capacité dans la Doctrine des Ecoles &
dans la Science de la Nature , & ses belles découvertes lui ont acquis le Titre juste de Philosophe par le Feu. Son mal-
heur lui fit entreprendre la défence de la
Verité dans un tems où la Chymie avoit
peu d'Amis qui osassent soûtenir son par-
ty : Ses Ecrits pourtant apuyez d'experiences ne laissèrent pas d'ouvrir les yeux d'un
grand nombre de personnes , dont la plûpart devinrent Proselytes de la Pyrotechnie. Aussi ne croirai-je pas diminuer la ré-
putation de plusieurs Sçavans Artistes , en
les obligeant de reconnoître avec moi , que
nous tenons de lui ces Fondemens im-
mancables de l'Art qui les ont rendus si
fameux , & que nous recüeillons encore
aujourd'hui le fruit de ses premieres Etudes. Si sa vie eut été moins traversée de
troubles & d'ennuis , ses découvertes auroient sans doute été plus grandes , & si
cette Peste furieuse & impitoyable de l'année 1666. ne l'eût point terminée , en nous

enlevant ce rare Genie, dans le tems même où il ne faifoit que de fortir de ces nuages épais, qui avoient toûjours caché fon merite; il fe fut bien-tôt fait connoître au Monde malgré la malice de fes ennemis, & il eût prouvé qu'il étoit un vrai Difciple de la Nature. La Pyrotechnie n'a jamais eu de Champion plus hardi que lui; & je fuis perfuadé que la plûpart de fes Ennemis mêmes avoüeront volontiers aujourd'hui qu'ils font entierement convaincus de l'inutilité des Remedes ordinaires, & qu'on a befoin abfolument d'un nouvelle Pharmacie.

La Méthode commune de la préparation des Médicamens, étant paffée entre les mains de toutes fortes de perfonnes ignorantes, contribuë beaucoup à les décrediter : de forte que le meilleur remede pour ce defordre, feroit de faire une exacte & diligente recherche des Remedes les plus confiderables, tels que ceux qui ont le plus de raport à la Nature, comme ceux que l'Auteur de ce Traité non feulement indique avec fincerité, mais dont il découvre même la préparation auffi clairement qu'il eft neceffaire, fans qu'on doive aprehender que la publication en caufe les inconveniens que la Méthode commune a caufez. On ne devroit pas feulement prendre garde à ces fautes à l'égard de la Méthode Galenique, mais on devroit encore remedier à de pareils abus qui ont auffi pullulé dans la Chymie. Car n'eft ce pas une chofe affez ordinaire en nos jours, de voir plufieurs ignorans fe vanter d'être grands Chymiftes, de voir un grand nombre d'impertinens, décrier & méprifer ignoramment les autres encore qu'ils ne fçachent pas à peine le nom des Vaiffeaux dont on fe fert en Chimie, bien loin qu'ils en fçachent les ufages. Ces fourbes ont l'impudence d'impofer au Monde, ou de lui faire accroire, que leurs fottifes & leur badineries font des Remedes univerfels, lefquels pour la plûpart ayant été indifcretement adminiftrez, ont gueri à la verité de toutes les Maladies, puifqu'ils ont fervi aux Malades credules, comme autant de Paffe-ports pour un voyage en l'autre Monde. Mais je laiffe ces fortes de gens, comme indignes du tems que je perdrois à particularifer leurs tromperies, ne pouvant jamais penfer à eux fans impatience. Auffi eft il bien difficile que les vrais enfans de la Science, puiffent confiderer, fans reffentiment, les abus que commettent journellement ce fatras d'Impofteurs, qui ont été & qui feront toû-

jours le dés honneur des honnêtes Profes-
feurs de la Pyrotechnie.

Le feul expedient donc, qu'on pourroit
prendre en cette occafion , où il s'agit du
bien le plus confiderable du genre Humain,
la vie des hommes étant fans comparaifon
plus eftimable que toutes les autres chofes
du monde , ce feroit, Que quelques Artiftes tres-experimentez expofaffent en vente des Remedes veritables , avec leur ufage,
mais de ces Remedes là feulement, que l'experience fucceffive & réiterée, & faite comme il faut , a fait reconnoître utiles , à fou-
lager , ou à guerir les Malades, & à extirper
les Maladies. Et non pas de ceux-là dont la
vertu n'eft fondée que fur des conjectures.
Par ce moyen l'honneur de la Medecine feroit bien tôt rétabli & augmenté : & la verité des Remedes Chymiques feroit mani-
feftée , malgré les reproches malicieux de
ceux qui les condamnent. C'eft-là ce qu'à
fait de fon tems l'Illuftre Van-Helmont , &
fi on l'imitoit , on feroit bien-tôt affuré fi
les Remedes Chymiques font plus aifez ,
plus certains & plus efficaces pour déra-
ciner les Maladies, que les communs qu'on
prépare par la Méthode Galenique. Mais
ces Artiftes tels qu'ils fuffent , qui expofe-
roient ainfi en public des chofes tres utiles

pour la santé des hommes , seroient sans
doute plus sinceres , que ces indiscrets pré-
rendus Chymistes , qui font accroire au
Monde , qu'on peut attendre la guerison de
toutes les Maladies d'un chacun de leurs
Remedes en particulier ; étant impossible
que toute autre chose que le grand Elixir ,
produise cet effet general.

Il me reste maintenant à dire quelque
chose de l'Auteur de ce Traité. C'étoit
George Starkey, Docteur en Medecine mon
intime Ami. Un homme dont les Ecrits ont
bien plus apris de son merite au monde, que
n'ont fait ses discours de vive-voix. Je n'entreprens pas la justification de ses fautes *
Morales , il étoit homme & comme le plus
parfait peut manquer ; cette consideration
engage nôtre charité de lui pardonner.
Quand il s'apliqua dans l'Ecole de la Pyrotechnie , la Nature n'eût jamais de Disciple
plus diligent. Et l'occupation où je l'ay vû
pendant plusieurs années , sur le sujet dont
il traite dans le Livre que je publie , ne fut
pas inutile.

J'avouë que je ne lui ay pas vû ache-

---

* *J'estime que les fautes Morales de Starkey ,
dont on parle ici , ont été les Satyres un peu trop li-
bres dont il s'est emporté dans ses Ouvrages , contre
les Medecins Galenistes.*

ver ce qu'il avoit deſſein de faire avec l'Alkaeſt , ſoit qu'il en fut empêché par l'im-
portunité des Malades, qui lui demandoient
des Remedes , & dont les Maladies ne pouvoient attendre le tems que demandent des
Médicamens d'une ſi longue préparation,
ou qu'il manquât des commoditez neceſſaires pour cela , ayant été obligé de changer ſouvent de quartier & de demeure. Cependant je l'ay vû & connu poſſeſſeur de
pluſieurs Magiſteres differens , & peu avant
ſa mort , je ſçay qu'il avoit préparé un Remede avec le Mercure , dont les effets lui
méritoient le nom d'Arcane. De ſorte que
quand il auroit vécu plus long-tems , je
ne ſçay quelle autre plus grande preuve il
auroit pû donner de la certitude d'un Diſſolvant univerſel. Les conſequences qu'il
tire des Paſſages de Van-Helmont qui donnent quelques ouvertures pour la découverte de ſon Alkaeſt , ſont conſiderables,
ſi on les examine avec ſoin : & ceux qui
recherchent la verité n'en recevront pas
peu de lumiere. A mon égard je n'ay pas
ſujet de me repentir du tems & du travail que j'ay employé à cette Etude. La
Nature n'étant pas ingrate envers ceux
qui ſuivent ſes Leçons. J'ay puiſé dans cette Source un Sel , qui ayant été diſſout dans

I iiij

de l'eau de pluie, & la diſſolution miſe ſur un
Métal amalgamé avec du Mercure, le tout
ayant boüilli à feu de ſable pendant deux
heures, fut diſſout en Liqueur avec la même facilité que le Sucre ſe diſſout dans l'eau
chaude. Je fis cette épreuve en preſence de
deux Amis aſſez bons Artiſtes, ainſi je ne
pouvois pas leur en faire accroire. Ayant
enſuite retiré mon Menſtruë de cet Amal-
game diſſout, & pourſuivi quelque travail
ſur le precipité qui m'en reſta. J'en préparai
un Remede dont j'ay gueri des Véroles de-
ſeſperées. Je quitte ce diſcours pour ne rien
dire d'autres Médicamens que j'ay préparez
par le moyen d'excellens Diſſolvans : dans
le deſſein que j'ay, ſi Dieu me donne des
jours, de mettre en lumiere, la Pyrotechnie triomphante, que l'Auteur ſe diſpoſoit
de publier s'il eût vécu. Ce Livre eſt un
éclairciſſement de ſa Pyrotechnie prouvée,
& une explication de l'Hiſtoire de la Nature compriſe dans ces ſortes de Matieres.

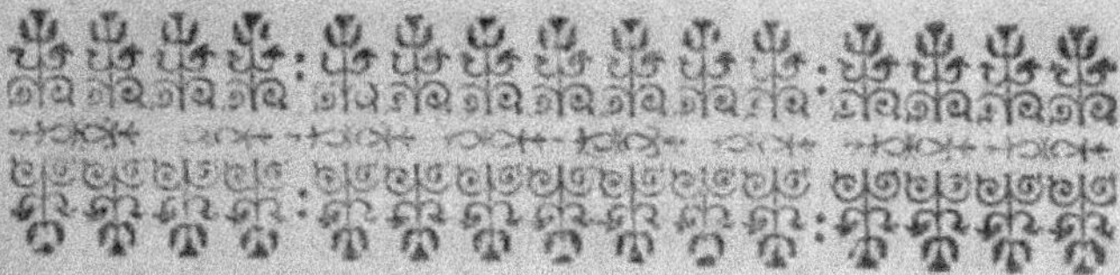

L'ALKAEST

OU

DISCOURS TOUCHANT

LE

DISSOLVANT

DE

VAN-HELMONT.

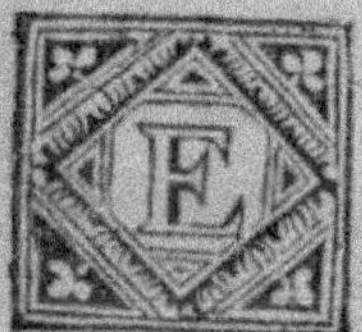

Nfin je suis venu à bout de la découverte du grand Circulé, ou Dissolvant Immortel de Paracelse & de Van-Helmont. Je ne dirai rien ici de son usage ni de son excellence, le Monde en étant déja suffisamment informé, mais je m'étendrai

I v

sur les choses qui peuvent faire connoître ce que c'est , & par quels moyens on le peut obtenir. Nouvelles qu'on recevra bien plus volontiers qu'un discours relevé sur ses rares qualitez , & sur son prix inestimable.

Quoique j'aye dit ailleurs quelque chose de sa nature , de sa production , & de ses effets ; je ne laisserai pas d'en traiter encore ici plus au long , mais avec autant de précaution que de sincerité.

L'Alkaest donc , comme j'ay déja dit ailleurs , est un Sel spirituel , ou un Esprit salin , qui à cause de son extrême pureté , ne peut être dissipé par la corruption ; & parce qu'il ne trouve point de corps qui aproche, ou du moins qui sur-passe son excellence , il méprise de s'unir à aucun : outre que se trouvant incapable de recevoir l'action d'un Ferment different du sien , il ne peut jamais être changé ou alteré. C'est pourquoi la connoissance de sa matiere n'étant pas moins difficile que sa préparation : on peut dire que cet Ouvrage demande la capacité de la plus profonde Philosophie ; & qu'il est l'esperance des Adeptes , aussi-bien que la Couronne de leurs travaux.

O Liqueur Immortelle qui pénetres tous les Corps , & qui les réduits en leur premiere matiere liquide , sans rien perdre de ta quantité ni de ta vertu : tu demeures en même nombre, même poids & même mesure, aprés avoir agi mille fois sur eux. Il n'y en a qu'un qui te surmonte, mais il se perd honteusement dans ta destruction.

Ce Dissolvant, est vile & précieux, il ne coûte rien, tous les hommes l'ont en leur pouvoir, aussi-bien les Pauvres que les Riches. Adam l'emporta avec lui, quand il sortit du Paradis Terrestre. Il est tres caché dans le petit Monde & tres puissant dans le grand Monde. Il surmonte & détruit tous les Corps, & réduit les Natures les plus rebelles. Enfin c'est la production de l'Urine d'homme : mais comme il n'y a rien de plus aisé à avoir, il n'y a rien de plus difficile à travailler, que cette matiere. Ce qui a fait dire à Van-Helmont, que la préparation en étoit tres-ennuyeuse, & que la Sagesse méprisera, ceux qui condamnent une chose aussi vile & aussi sale que celle-là, negligeant de s'instruire, par l'aide du Feu, des choses qu'elle contient.

Pour mieux déveloper le Mystere de la production & de la préparation de nôtre Liqueur, & l'exposer plus clairement aux yeux des Artistes ; je vas leur rendre compte de mes broüilleries. Je dirai comment je l'ay cherchée, & de quelle maniere aprés plusieurs années de recherche , & une infinité d'erreurs, j'en suis enfin venu à bout. Si dans ce Recit ils trouvent quelque chose d'imitable, ils pourront suivre mon exemple, & peut être, que Dieu benissant leur Etude , leurs travaux , & leurs veilles , ils pourront à la fin venir à bout de leurs desirs, comme je suis arrivé à la joüissance des miens.

Je n'eus pas longs-tems médité les Ecrits de nôtre excellent Philosophe Van Helmont , sans prendre bien-tôt, de quelques unes de ses expressions, une forte présomption, que l'Urine humaine , étoit le sujet de ce que je cherchois. Celle dont je reçûs le plus d'impression , est dans l'endroit de son Livre *de Lithiasi* , où il parle en cette sorte : „ Il n'y a dans toute la Natu-
„ re qu'un seul Feu , qui est nôtre Vulcan
„ brûlant : il n'y a de même qu'une seule
„ Liqueur , qui dissolve tous les Corps en
„ leur premiere matiere , sans perdre rien
„ de sa forme , ni de sa vertu : ce que les
„ Adeptes sçavent & peuvent témoigner.
„ Dans l'action des autres Dissolvans , le
„ Corps ne pouvant se mêler radicalement
„ dans la Liqueur , est corrodé à la verité,
„ mais il n'est jamais dissout intimement,
„ comme il faudroit qu'il fut , pour être

changé , ou alteré dans sa forme. Car ,,
tout Esprit acide corrosif , corrodant un ,,
autre Corps se coagule & se fixe en quel- ,,
que maniere , & prend la forme d'un Sel ,,
condensé. Le Corps cependant qui a souf- ,,
fert l'action que le corrosif a voulu pro- ,,
duire sur lui , n'a rien fait sur ce corrosif, ,,
qui se corrodant soi-même , s'est coagulé ,,
par sa propre action. ,, Puis considérant un
autre endroit de ce même Auteur , où il
dit , qu'ayant examiné tous les Sels , par
l'Analyse , ou l'Anatomie de leurs parties ,
en toute maniere , il avoit trouvé , que
leurs Esprits étoient toûjours acides , excepté les Esprits alcalisez , & ceux des Soulphres essentiels des Vegetaux. Cependant
que l'esprit d'Urine humaine , n'étoit acide
ni alcalisé , mais qu'il étoit purement salin ,
aussi-bien que celui de l'Urine des bêtes. Je
concluois de-là , que dans l'une de ces deux
dernieres sortes d'Esprits , se devoit trouver
la premiere origine de la Liqueur Immortelle , puisqu'avec raison , Van-Helmont ,
en ayant rejetté tous les Esprits acides , il
en avoit par consequent exclut les Esprits
de tous les autres Sels du Monde. De sorte
que le doute qui me restoit , entre les Sels
alcalisez & les urineux , n'étoit pas difficile
à résoudre , puisque Van-Helmont lui-mê-

me en faisoit la décision. Voici ses paroles :
Toutes les fois , dit-il , que j'examinois la
distinction , qui se rencontre , entre les
Mercures , les Sels , & les Soulphres des
mixtes , par la résolution analitique que j'en
faisois , je m'étonnois de la paresse & de la
langueur des Mercures , en comparaison de
la dignité & de l'excellence de l'activité des
deux autres principes. Outre cela , pour-
suit-il , je trouvois les Sels d'une action plus
pesante & plus languissante , qui participent
le plus de la nature du Soulphre. Mais à l'é-
gard des Esprits alcalisez , & de ceux des
Soulphres essentiels des Vegetaux , il dit positivement , que leur acrimonie saline est
grasse & sulphureuse , & que pour cela elle
ne se réduit pas aisément en Sel , si ce n'est
par l'ennuyeuse inversion des principes de
leur substance. D'où j'observois en premier
lieu, que les Alcalis ne peuvent être veritablement volatilisez , que par les Huiles
essentielles des Vegetaux. Qu'étant volatilisez , ils retiennent long-tems leur graisse
sulphureuse , & ne la quittent que par l'inversion de leur Substance , qui en change la
nature sulphureuse en saline. Et enfin que
ces Esprits salins alcalisez ne pouvoient
donner la Liqueur Immortelle , tant à
cause de leur inclination impure à se mêler

à toutes choses , qu'à se réduire en un Sel
volatil coagulable , lorsqu'ils dissolvent les
Corps ; comme l'enseigne Van-Helmont
dans son Traité *de Poteftate Medicaminum;*
& dans son Traité *de Febribus ,* dont voici
les paroles. Si , dit il , vous ne pouvez pas
comprendre le secret de nôtre Feu ; c'eſt à
dire , de l'Alkaeſt , Aprenez au moins ,
comme une chose qui aproche de son excellence , à rendre les Alcalis volatils ,
afin que par le moyen de leurs Esprits ,
vous faſſiez vos diſſolutions. Car encore
que ces Esprits laiſſent dans nos eſtomacs
les Corps qu'ils ont diſſous , lorsqu'ils y
sont digerez , ils ne laiſſent pas de retenir suffiſamment de la vertu qu'ils en ont
empruntée en les diſſoluant & en se coagulant deſſus , pour vaincre pluſieurs maladies. Et en un autre endroit il ajoûte : ſi
l'Eſprit de Sel de Tartre , dit-il , diſſout , le
Mercure , l'Argent , la Corne de Licorne ,
les yeux d'Ecrevices , ou quelque ſimple , il
guerira non ſeulement toute ſorte de Fiévres , mais indifferemment pluſieurs autres
Maladies. Non pas que je prétende , pourſuit-il , que le Mercure , l'Argent , ou quelqu'autre chose de cette nature , paſſe dans
les veines avec l'Eſprit , mais ſeulement que
cet Eſprit alcaliſé , ſoit réduit par le myoen

de ces Corps , en la nature d'un Sel volatile & coagulable : qui étant premierement
digeré dans l'eftomac , comme nos autres
alimens , paffe dans les Mefaraïques , jufqu'où il eft porté , par les Urines , empor-
tant & ouvrant en paffant toutes les impuretez qu'il rencontre & qui bouchent
ces petits conduits : & cela par la vertu
des qualitez étrangeres qu'il a empruntées
par la diffolution des Corps fur lefquels il
s'eft coagulé. Puis dans fon Traité *de Poteftate Medicaminum* , parlant des Alcalis ,
il dit , Je m'aperçûs qu'ils font entierement
privez des proprietez Seminales , n'ayant
plus qu'une vertu Saponaire ou déterfi-
ve ou Réfolutive , à moins qu'ils ne foient
volatilifez. Car pour lors , je reconnus , dit-
il , qu'ils avoient repris les vertus Balfamiques & Seminales , & les principes radi-
caux du mixte , par le moyen des Soulphres
volatiles qui les avoient volatilifez. Mais
je vis auffi par là , pourfuit-il , combien aifément & en combien de nouvelles &
differentes formes , ces Alcalis volatilifez fe peuvent changer depuis qu'ils fe joi-
gnent avec tant d'avidité à toute forte de
Corps indifferemment : agiffant enfuite felon la difpofition naturelle qui fe rencontre dans ces Corps , où ils fe font ainfi
unis.

Par ces témoignages , de cet excellent
& subtil Philosophe que je concevois tres-
nettement & tres clairement , ayant souvent lû & consideré ses Ouvrages avec attention ; J'étois entierement convaincu , &
confirmé dans mon opinion , que l'Urine
étoit l'unique matiere où se devoit chercher cette Liqueur secrette , & d'où on la
devoit attendre. Cette pensée se fortifioit
journellement en moi , de plus en plus , par
la multitude des expressions que je rencon-
trois dans mon Auteur , sur ce sujet. Une
entr'autres dont j'ay déja parlé me touchoit
fort , où il dit : Que la Sagesse méprisera
ceux qui negligent de s'instruire par le
moyen du Feu , de la nature & des proprietez de l'Urine , quelque sordide ou méprisable quelle leur paroisse. Ce qui se trouvoit
encore confirmé , par cet autre Passage de
son Traité des six Digestions , où il dit ,
en parlant du Sel d'Urine d'homme , Qu'on
ne sçauroit trouver dans le monde aucun
Sel qui lui soit égal. Que le Sel commun,
le Sel des Fontaines , le Salpêtre , le Sel
Gemme , & enfin quelqu'autre Sel que ce
soit , même le Sel de l'urine des bêtes , n'a-
voient rien qui approchât de son excellence.
Ce qu'il prouve encore dans son Traité *de
Lithiasi* , aportant l'exemple de l'experien-

ce qu'il a faite, sur le Sel d'Urine d'un Cheval, où il trouva, qu'il s'en falloit beaucoup qu'elle aprochât en vertu de celle des hommes. La premiere par quelque préparation que ce soit, ne donnant point ce précieux Esprit qui se tire de la derniere, & qui coagule l'Esprit de vin, en un moment, non en un Corps fixe, mais en un Sel subtil, spirituel étheré : continuant de dire, que la Nature ne possede point de matiere plus spirituelle, ni plus penetrante, que celle-là : & qu'il doute que le Monde entier puisse produire rien de plus sublil. Or comparant ces Passages avec celuy *de Potestate Medicaminum*, où il parle de son Dissolvant incorruptible, l'apellant le plus sublime & le plus excellent de tous les Sels, ajoûtant qu'il est arrivé au comble de la plus grande pureté, & de la plus grande subtilité, que la Nature puisse atteindre. Qu'il pénetre toutes choses ; qu'il est le seul Agent du Monde, qui agisse sur les Corps sans en être alteré ; & qu'enfin il résout aisément tous les mixtes, & soûmet en sa puissance les Natures les plus rebelles, en les liquifians avec autant de facilité, que l'eau chaude fait la neige, & les rendant en même tems volatils parce moyen.

J'observois outre cela que dans les Ou-

vrages de ce Philofophe, les mots d'Alkaeſt
& de *Sel* circulé, ou de grand Circulé de
Paracelſe, étoient Synonimes, & qu'ils
étoient indifferemment mis pour ſignifier
ſon Feu infernal, ou ſa Liqueur immortelle. Où pouvois-je aprés cela, arrêter ma
penſée, pour trouver ce Secret miraculeux,
que dans un ſujet dont l'Eſprit eſt doux, ſalin, jamais acide, ni alcaliſé ? Ce n'eſt donc
pas ſans deſſein que nôtre Philoſophe pour
animer le courage des Studieux & de ceux
qui cherchent la verité, qu'il les attire par
ces paroles engageantes : Cherchez, dit-il,
mes Freres, & ceux d'entre vous qui ſeront
les plus aſſidus & les plus diligens, ne man-
queront pas de rencontrer la Verité, toute
prête à les recevoir à bras ouverts, à les
embraſſer, & à couronner leurs recherches, avec une joye ineffable. Mais aprenez premierement pourſuit-il, à diſſoudre
le *Duelech*; c'eſt à dire, la Pierre des reins
ou de la veſſie, ou le ſable qui ſe forme dans
ces deux parties du Corps humain, & cela dans un Vaiſſeau de verre, avec une Liqueur tiede qui n'offenſe ni l'eſtomac ni
la veſſie. Si vous en venez à bout, vous aurez ſujet de vous en réjoüir, car vous ſerez
venus bien prés du grand Secret. Aprenez
enſuite à diſſoudre le *Ludus*, & à le réduire

en un Sel volatil , enſorte qu'il ne reſte rien avec lui du Diſſolvant qui l'aura changé , en cet état. Or je remarquois que ſelon Van-Helmont , l'Eſprit ou Liqueur qui diſſout le *Duelech* en la maniere ſuſdite, eſt l'Eſprit qui ſe tire de l'Urine corrompuë par un longue digeſtion , aprés qu'on en a tiré , par la diſtillation l'Eſprit volatil qui coagule l'Eſprit de vin.

Des témoignages ſuſdits de ce ſubtil & vrai Philoſophe, Je paſſai à la conſideration de la choſe en elle-même , & je trouvai qu'elle étoit un ſujet d'admiration. J'étois convaincu par ma propre experience , que l'Eſprit volatil d'Urine , étoit un coagulant anomal ou irregulier : & quoiqu'il fut de lui même , un Eſprit tres-ſubtil , il étoit neanmoins la cauſe de la coagulation d'autres Eſprits , mais des Eſprits vineux ſeulement. Car encore qu'il ſemble coaguler les Eſprits acides , il ne les coagule point pourtant , mais il les détruit & les change en une eau inſipide. Ou plûtôt l'Eſprit acide eſſayant par ſa vertu corroſive , de détruire cet Eſprit délicat , qui eſt extrêmément volatil & fuyant : ce dernier pour ſe mieux défendre des atteintes de ſon Ennemi, prend la forme d'un Corps condenſé : de la même maniere que l'eau , qui pour mieux

refiſter à la force active du froid qui voudroit la changer en *Gas* ; ſe durcit d'elle-
même en glace, par ſa propre action. De
ſorte que ce fuyant & pénétrant Eſprit,
ainſi déguiſé, ſous le maſque d'un corps de
Sel Armoniac plus fixe, quoique tout volatil, pour éviter la furie de l'acide : l'acide
par ſa propre effervescence & par ſa propre
activité ſe détruit entierement ; ceſſant d'ê-
tre ce qu'il étoit pour devenir de l'eau purement Elementaire.

Or que cette coagulation, ou feinte fixation, accompagnée d'une entiere ſuſpen-
ſion de l'odeur & du goût de l'Urine, vienne de l'Eſprit d'Urine même & non de l'Eſprit acide ; je le prouve par pluſieurs raiſons.
La premiere, c'eſt qu'il fait la même choſe
ſur l'acide fixe, que ſur l'acide volatil, devenant le même Sel : l'acide du Vitriol calciné, auſſi-bien que l'acide volatil du Vitriol, cauſant la même production ſaline.
La ſeconde, c'eſt que ſi l'Eſprit urineux étoit
coagulé paſſivement, il ſeroit réellement &
actuellement changé en une autre choſe.
Mais bien loin de cela, il demeure toûjours
le même, aprés cette action, n'étant ſimplement que voilé ou déguiſé ſous l'aparence d'un Corps plus ſolide ; comme l'eau qui
ſans ceſſer d'être la même, ſe forme un

Corps feint que nous apellons glace : ce
Corps n'étant en effet que la même eau dé-
guiſée en glace ; & c'eſt dequoi on ſera parfaitement convaincu ſi l'on verſe ſur cet
Eſprit déguiſé , une l'exive de Sel de Tartre , ou de quelqu'autre Alcali : car ce même Eſprit d'Urine peut être tiré de ce mêlange par diſtillation , au même poids ,
avec les mêmes qualitez & les mêmes proprietez qu'il avoit avant ſa coagulation ;
ayant repris la même ſubtilité d'odeur ,
ſon goût mordicant & brûlant , ſa même
volatilité , & coagulant l'Eſprit de vin auſſi
promptement & auſſi fortement que s'il n'a-
voit jamais été condenſé : au lieu que l'Eſprit acide eſt changé en eau inſipide aprés
avoir vainement épuiſé toute ſa force ſur ce
Corps déguiſé de Sel Armoniac. La troiſiéme raiſon : c'eſt que ſi cette coagulation ou
legere fixation , venoit de l'Eſprit corroſif ,
qui eſt tout de feu , & qui cauſe une chaleur
inſuportable à l'attouchement pendant les
agitations de ſon efferveſcence , cet Eſprit
corroſif ne pourroit pas imprimer actuellement comme il fait , ſur un Etre tout de
feu tel que l'Eſprit d'Urine, le *Blas* Lunaire
qui paroit dans cette coagulation ou Sel
Armoniac. Car ce Sel Armoniac étant de
ſa nature réellement & materiellement

chaud , parce qu'il contient en foi l'Efprit le
plus ignée de l'Urine , dont une goutte en
un moment fait élever des veffies fur la langue & fur les lévres avec autant de force
que le Cautere potentiel le plus brûlant ,
parce qu'il contient un Efprit dont l'odeur
aiguë & perçante découvre l'exceffive chaleur , un Efprit qui parfaitement rectifié eft
fi volatil & fi pénétrant qu'on ne peut
prefque trouver de bouchons qui le puiffent
retenir dans les Vaiffeaux où on le renferme : enfin un Efprit dont les Atomes font
fi aigus & fi picquans que les hommes ni
les animaux , n'en fçauroient fouffrir l'o-
deur quelque tems , fans courir rifque de
tomber fur le champ , dans l'Apoplexie ,
ou dans quelque Syncope fâcheux. Ce Sel
Armoniac , dis je , tout chaud qu'il eft , ne
laiffe pas d'operer fi puiffamment par le *Blas*
Lunaire , que fi il eft mis dans un fort Vaiffeau de verre & qu'on vienne à verfer de
l'eau deffus , il caufera auffi tôt un fi grand
froid , qu'il gellera l'eau qui fe trouvera fur
les côtez exterieurs du Vaiffeau encore
qu'on l'eût fublimé avec de l'Antimoine,
du Soulphre , ou du Venus , qui font de nature tres-chaude.

Or le *Blas* Lunaire qui fe trouve dans
l'Efprit d'Urine , ne s'en fépare point pen-

dant qu'il paroît ſous la forme d'un Sel ou
Corps condenſé ; d'où en obſervera en paſſant, premierement que le froid eſt un Etre
réel & poſitif, & non pas une ſimple privation de chaleur comme les Ecoles l'enſei-
gnent aſſez froidement ; que c'eſt un Etre
qui en un moment, par l'écoulement du
Blas, que le Sel Armoniac humecté produit, eſt pouſſé au travers des côtez du
Vaiſſeau de verre le plus épais, pour cauſer
preſqu'auſſi tôt un froid extrêmément gla-
çant en la ſurface exterieure de ce même
verre, qu'on n'y apercevoit point auparavant.

Secondement ; que cette condenſation
ne peut venir de l'impreſſion de l'Eſprit acide corroſif, ſur l'Eſprit d'Urine, mais de
l'action que le dernier à produite ſur ſoi-
même, à l'occaſion de l'action du premier
qui l'a mis en mouvement. Et cela de la
même maniere que l'eau qui ſe durcit en
glace, quand un froid violent l'irrite, évi-
tant par ce moyen l'entiere ruïne de la forme ſous laquelle elle exiſte, dont elle eſt
menacée.

En troiſiéme lieu, que le Créateur, par
un Privilege particulier, a doüé l'Eſprit
d'urine d'un *Blas* Lunaire tres-froid, quoique cet Eſprit de lui-même ſoit d'une qualité

té tres chaude ; afin qu'à la maniere des in-
fluences , il imprime ce même froid ſur tout
ce qu'il touche, auſſi-tôt qu'il ſe ſent humecté , & que les parties du Sel qui le cachent
ſe mêlent avec celles de l'eau qu'on a verſée
deſſus ; parce que la froideur de la Lune regne ſur l'humidité des Eaux , par la force de
ſa lumiere.

En quatriéme lieu , qu'on ne doit pas être
ſurpris de cet effet , puiſque l'influence Lunaire qui regne ſur les humiditez eſt le propre inſtrument, qui réduit les choſes en leur
premiere matiere ; comme on le peut remarquer dans l'encre , dans les bouillons ,
dans la gelée , dans la chair & dans le poiſ-
ſon. Car ces choſes étant parfaitement gla-
cées , l'acide ou Eſprit corroſif qu'elles contiennent & qui a de coûtume , lorſqu'il jet-
te ſa furie ſur les Corps , de ſe coaguler differemment en un Sel dur & ſouvent tres-
corroſif , eſt changé , en cette action , d'une
maniere retrograde , en une eau inſipide &
purement Elementaire.

Ainſi de quelqu'eſpece que ſoit l'Eſprit
corroſif , ſoit qu'il ait été tiré du Vinaigre ,
du Vitriol , du Nitte , ou du Sal Gemme ,
ou quelqu'acide qu'il puiſſe être , le Sel Armoniac étant mêlé avec lui , produira toûjours le même effet. Ce Sel étant toûjours

accompagné de fon *Blas* Lunaire : & s'il paroit quelques diverfitez aparentes, differentes de la coagulation dont nous avons parlé, à caufe de la diverfité des Efprits : cette
difparité aparente ceffera bien-tôt, fi on fu-
blime le Sel qui fe fera durci en cette coagulation : car on reconnoîtra, qu'il fera le
même qu'il étoit auparavant, & que l'acide corrofif qui l'avoit coagulé, fe fera changé en eau infipide, de quelque matiere qu'on
l'ait tiré.

On peut donc conclure de tout cela, que
l'Efprit d'Urine ne peut recevoir de coagulation paffive, de l'action de l'Efprit corrofif, & que fon action fur lui même eft in-
conteftable. Auffi eft-ce de la maniere que je
vas dire, que le Sel Armoniac fe produit.
L'Efprit fubtil & pénétrant d'Urine fe ren-
contrant avec un Efprit acide corrofif, ce-
lui-cy s'efforce d'attaquer celui là avec furie pour le détruire ; mais le premier, pour
éluder l'effort du dernier, & en prévenir les
affauts, fe déguife fous la forme d'un Corps
qu'il fe forme de fa propre Subftance en fe
coagulant. Ce Corps plus folide que fa confiftence fluide, étant plus propre pour opo-
fer à la furie de l'acide corrofif. Dans ce
Corps que l'Efprit d'Urine s'eft ainfi formé, fe vient concentrer, & fe joindre, le

Blas Lunaire , pour y demeurer invifible ,
encore qu'il s'y faffe fuffifamment reconnoître par fes effets. Aprés cette métamor-
phofe , l'Efprit acide en boüillonnant , porte en vain toute fa colere , fur le Corps miraculeux de l'Efprit d'Urine , car le froid du
Blas Lunaire que renferme celui ci , éteint
toute la vertu Séminale de celui-là , & en
arrête toute l'activité. De forte que cet
acide , qui par fon action fur d'autres Corps,
reçoit de leur diverfité , des coagulations
differentes , en diverfes formes de Sels durs;
reçoit de ce Corps déguifé fa totale deftru-
ction , par fon changement en eau infipide
& Elémentaire ; le Corps Armoniac s'étant
garanti de fes coups par le *Blas* ou influence
Lunaire. Mais comme l'affoibliffement de
l'acide , vient de l'acide même , qui s'eft
épuifé par fa propre action & par fes vains
efforts fur le Corps déguifé d'Armoniac;
l'extinction de fon Etre , ou de fa vie faline,
& par confequent de toute fa fureur , doit
être entierement attribuée au *Blas* Lunaire,
qui eft intimément & infeparablement uni
à la forme de l'Armoniac , dont la coagulation , en ce Corps déguifé , s'eft faite par la
propre action de l'Efprit urineux fur foi-mê-
me , felon l'inftinct immancable , que la
Sageffe du Créateur , lui a ordonné de fui-
vre.

K ij

J'ay décrit ces choſes, un peu au long, afin
que le Studieux Artiſte, regarde le veritable
recit de cette generation anomale d'Armoniac, comme un fondement certain, ſur lequel il doit travailler, dans cette obſcure
découverte : ce que le ſeul intelligent &
vraiement ſpirituel, concevra intellectuelle-
ment, & verra intuitivement des yeux clair-
voyans de l'Eſprit. Car de même qu'il y a
un Sel Armoniac vulgaire, qui n'eſt pas même inconnu aux foux ; il y a auſſi un Sel Armoniac Philoſophique, que les Sages ſeuls,
les Elûs ou vrais Enfans de la Science con-
noiſſent ; dans la circulation duquel, ſe trouve le but de l'Eſperance de tous les vrais
Adeptes & Confreres de l'Art, dans la recherche du Feu d'Enfer dont nous parlons,
qui eſt un feu, encore qu'il ne ſoit que de
l'eau, qui eſt de l'eau & non pas de l'eau,
qui eſt de l'Air, & qu'on peut pourtant con-
denſer ; Enfin c'eſt un feu qui n'eſt point
corroſif, encore qu'il ſoit le plus mordicant
& le plus inalterable de tous les corroſifs.
C'eſt une Medecine choiſie, qui netteye &
purifie la Nature, encore qu'elle détruiſe ou
ſoit la conquerante des Corps.

Mais les Eſprits vineux ſont actuellement & activement coagulez par l'Eſprit
d'Urine & l'Eſprit d'Urine eſt activement

coagulé avec eux. Coagulation à laquelle Van Helmont ne donne pas de moindres éloges qu'à son Alkaeſt, principalement quand il dit, qu'elle ne ſe fait pas par un ſimple mêlange de parties ; mais par l'union des unes avec les autres, par les liens indiſſolubles de l'unité. Quand il dit, que c'eſt la production d'un nouvel Etre, qui eſt un Corps neutre tres-ſubtil & tres-ſpirituel, diſtinct de l'un & de l'autre de ſes Parens. Que c'eſt un Corps ſpirituel produit de deux choſes qui n'ont aucune difference de Ferment. En effet, un Eſprit vineux ſe trouve intimément & centralement un avec l'Eſprit d'Urine, ce qui fait que ce dernier coagule l'Eſprit de vin, & qu'il eſt coagulé lui même avec lui. Ce que ne pourroit faire aucun Eſprit urineux, ſans cette influence de l'Eſprit vineux, qui eſt le ſeul & principal objet coagulable dans l'Eſprit d'Urine. De ſorte que ſi l'Eſprit vineux uni eſſentiellement avec quelqu'autre Eſprit volatil, vient à ſe rencontrer avec l'Eſprit d'Urine, il ſe coagule avec lui. Ainſi les Huiles eſſentielles des Aromates, ou Vegetaux odoriferans étant mêlées intimément dans l'Eſprit de vin, ſont coagulez avec lui en un Corps ſpirituel, par l'Eſprit d'Urine rectifié.

Certes ſi l'on conſidere attentivement l'étenduë de la force & de l'énergie de l'Urine à l'égard de son Esprit, on demeurera d'accord qu'elle ne peut être assez admirée. Car il n'y a rien au monde, excepté le centre ou noyau du Mercure, & une chose qui seule est son pareil, celle-ci le détruisant, & celui-là demeurant inalterable à son action, il n'y a rien, dis je, qu'il ne change, au moins mediatement, en sa propre nature, ou qu'il ne détruise obsolument & ne réduise en eau purement Elementaire.

Pour démontrer ce que j'avance, il ne sera pas inutile de parcourir exactement les effets de nôtre Liqueur ignée, sur tous les mixtes sublunaires. Dans le regne Mineral, excepté, comme on a déja dit, le cœur ou noyau du Mercure ; tous les soulphres métaliques & mineraux, mêmes ceux du Soleil, de la Lune, & du Mercure, sont par cohobations réïterées avec elle, changez en Liqueur, ou Esprit salin, & à la fin en eau insipide & purement Elementaire.

De la même maniere, toutes les pierres, qui ne peuvent être calcinées, sont changées en Sel, par ce feu infernal, & ce Sel avec ce feu circulez & souvent cohobez ensemble, ce Sel devient volatil & par adition de certaine chose, se change à la fin en eau.

Toutes les Pierres & tous les Coquillages,
qu'on peut calciner au feu rendent un Alcali, qui étant volatilisé, par quelque Huile
essentielle, peut être ensuite uni à l'Esprit
de vin, & par le moyen de cette union,
coagulé par l'Esprit d'Urine. Cette subtile
coagulation, par un acide convenable, de-
venuë un Sel plus solide & plus permanent,
se peut sublimer, & tout ce qui ne pourra
demeurer avec ce Sel aprés la sublimation,
s'en separera aussi-tôt en une Liqueur heterogene, qu'on pourra, par une artifice assez
aisé, dépoüiller de son Crasis séminal, &
par ce moyen la réduire en une eau insipide.

La chair, le sang, & les os, de tous les
animaux, outre une Liqueur mercurielle,
qui se change aisément en eau Elementaire,
donnent par une simple distilation immé-
diate, ou aprés qu'ils ont été macerez ou
fermentez, un Soulphre gras & un Sel urineux. La tête morte de toutes ces choses,
toute sorte de pierres & de terres, par cohobation de nôtre Sel circulé, dessus, deviennent un pur Sel, qui à la fin est changé
en eau. Leurs Sels urineux, rectifiez & congelez en un Corps plus solide, par des acides convenables, deviennent un Sel Armoniac, qui ayant perdu ses heterogeneitez

par la ſublimation, n'a rien de different des
autres de cette nature.

Les graiſſes, par la diſtillation, ſont ren-
dûës volatiles, & par un Alcali, ſuſceptibles
d'union avec l'Eſprit de vin ; & par conſequent de coagulation, par l'Eſprit d'Urine :
& par un acide convenable, cette coagulation devient un Sel Armoniac.

L'Urine de tous les Animaux donne un
Eſprit, cet Eſprit ſe peut changer par un acide en un Corps de Sel traitable, & par ſublimation avec du Sel Armoniac ſe peut ſéparer de tout ce qui lui eſt heterogene ; de
ſorte que tout ce qui ne devient pas une même choſe avec lui, par cette ſublimation, ſe
peut entierement détruire, par un leger artifice.

Les cornes de la tête, ou des pieds des
Animaux, diſtillées, immédiatement, ou
aprés avoir été enterrées, rendent une Huile & un Sel urineux, & peuvent par conſequent être traitées à la maniere que j'ay ci-
devant décrite, quand j'ay parlé de la chair,
du ſang & des os des Animaux.

Les Arbres brûlez & réduits en cendres,
donnent un Alcali fixe, une Liqueur mercurielle, un Soulphre, & un Sel volatil dans
leur Suye, qui eſt inconteſtablement urineux. Les Aromates, les fleurs, les ſemences,

les écorces, & les racines d'Arbres, donnent une Huile essentielle, par la distillation, ou une Huile grasse par expression :
la derniere par des distillations réiterées,
ou des rectifications sur des Alcalis, devient
capable d'union avec l'Esprit de vin, comme la premiere, & les unes & les autres, par
consequent, peuvent être coagulées par
l'Esprit d'Urine ; & ce qui ne peut pas s'unir
à ce coagulé dans la sublimation, en est séparé comme heterogene, & peut aisément
être réduit en eau.

Je n'ajoûterai rien à ce que j'ai déja dit de
la destruction des Esprits acides, par les Esprits urineux ; le Lecteur pouvant y avoir
recours. Mais je dirai, que tout ce qui est
au Monde, excepté le noyau du Mercure, est
fixe ou volatil, que le fixe est salin ou non ;
s'il ne l'est pas qu'il le peut devenir par Art ;
& que tous les deux par un laborieux artifice sont rendus volatils, & aprés cela réduits
en eau, dépoüillez de toute vertu Séminale ; Et que ces Acalis fixes, volatilisez &
unis aux Esprits vineux se coagulent conjointement avec eux par les Esprits urineux.

Les Huiles se changent en un Sel volatil, & se mêlent aisément en cet état avec
l'Esprit de vin, & peuvent par consequent

être changées par l'Eſprit d'Urine.

Les Eſprits vineux ſont en tres grand nombre. Car toutes les herbes, les racines, les écorces, les feüilles, les fleurs, les fruits, les ſemences, le miel, & le ſuccre & les autres choſes de cette nature, rendent par Fermentation un vrai Eſprit vineux. Cet Eſprit par des rectifications réïterées perd les qualitez de la vie moyenne du mixte dont on l'a tiré, & ne differe par conſequent en rien des autres, c'eſt pourquoi on le peut coaguler par l'Eſprit d'Urine exactement déflegmé. Et ces Eſprits vineux ainſi coagulez ſe peuvent réduire en un Sel Armoniac plus fixe, en les ſublimant par eux-mêmes, ou avec du Sel d'Urine humaine, avec lequel ils deviennent une ſeule & même choſe. Car tout ce qui ſouffre l'épreuve de la Sublimation avec le Sel d'Urine en la forme d'un Corps ſolide d'Armoniac, eſt toûjours aprés cela une même choſe homogene avec lui, ayant le même *Blas* Lunaire, & revivifié par un Alcali, ou autrement, donne le même Eſprit urineux, qui coagule l'Eſprit de vin de la même maniere qu'il faiſoit avant ſa coagulation.

Conſiderez maintenant, la nature de l'Eſprit d'Urine d'homme; conſiderez dis-je le perſonnage qu'il joüé entre tous les Eſ-

prits des mixtes : entre les acides, les oleagi-
neux, les vineux, les alcalifez & les urineux. De même que la Verge d'Aaron de-
vora la Verge des Enchanteurs de Pharaon,
l'Efprit d'Urine devore tous les autres Efprits, en les rendant femblables à lui en
matiere & en forme ; ou en les réduifant en
eau purement Elementaire.

Enfin vous avez en cet Efprit un Corps
d'une production furprenante, non pas d'un
Sel Armoniac vulgaire, mais d'un Sel Armoniac Philofophique, au fujet duquel j'ay
encore bien des chofes à dire, qui ne feront
pas moins obfcures que les Oracles d'Apo-
lon, à moins qu'on ne connoiffe la difference qui fe trouve entre le Sel Armoniac vulgaire, & le Sel Armoniac Philofophique.

La Doctrine innouïe ou Heteroclite du Sel Armoniac, vulgaire & Philofophique.

DAns le Livre, qui contient la feconde & la troifiéme Partie de ma Pyrotechnie, mon Apologie pour Van-Helmont, & mon explication de la Nature en
faifant la premiere Partie. Dans ce Livre,
dis je, que je compofai d'abord en Latin,
qui ne fait qu'un Volume avec mes autres

Ouvrages en la même Langue, qui ne sont pas encore imprimez, & que j'ai depuis mis en Anglois : dans l'endroit où je parle de la Liqueur ou Feu immortel, J'ai expliqué & Paraphrasé le Passage de Van-Helmont, où se lisent les paroles suivantes : ,, L'Art Chy-,, mique recherche soigneusement un Corps, ,, qui s'accorde, ou qui ait une telle Con-,, sonance ou Harmonie avec nous, à cause ,, de son extrême pureté, qu'aucune matie-,, re corrompante ne le puisse dissiper. Mais ,, enfin l'Artiste ayant trouvé une certaine ,, humeur ou *Latex*, son étonnement de-,, vient si grand, qu'il passe jusqu'à la vene-,, ration. Je renvoye le Lecteur à cet en-droit, pour y voir mon explication, n'é-tant pas d'humeur de répeter ici, ce que j'ai déja dit ailleurs ; mais seulement d'y éclaircir les choses que j'y ay dites trop à l'abregé, ou trop obscurément. J'y ay donc remarqué que l'Art recherchoit soigneuse-ment un Corps, mais un Corps dont l'har-monie se pût tellement accorder avec nous, *colluderet*, qu'à cause de son extrême pure-té, il ne pourroit être dissipé par aucun Agent corrompant. Cet accord ou jeu, est bien plus agréable au vrai Artiste, que ne le fut le divertissement, que les Seigneurs Phi-listims attendoient de Samson. Car nôtre

Agent abat & détruit comme lui non pas
des maisons ou des Palais, mais les Corps
les plus durs, & les plus solides. Comme un
Champion courageux, il sçait deffendre
son Champ, & faire tête à tous les Conten-
dans, encore que peu de Dames & de Che-
valiers ayent le bonheur de voir les Proües-
ses de ce Combattant Anomal.

Ce Champion intrepide est le Corps que
je n'ay découvert dans l'endroit que j'ay
marqué, que sous des expressions Myste-
rieuses & Paraboliques, & que je prétens
désigner ici assez clairement pour les Enfans
de nôtre Art. C'est donc comme j'ay dit un
Corps, ou plûtôt un Sel spirituel indestru-
ctible, & pour le nommer plus simplement,
c'est le Sel d'Urine d'homme, ou un Sel Armoniac, non pas le vulgaire, composé de
Sel commun, de Suye, & d'Urine ; mais un
Sel Armoniac Philosophique, à qui le Vulgaire a les mêmes raports, que le Mercure
commun a au Mercure des Philosophes.

Le doute qui reste maintenant à éclaircir, est de sçavoir la maniere que se doit
faire ce Sel Armoniac Philosophique, c'est
neanmoins ce que je pense avoir déja fait
suffisamment pour les Enfans de la Science.
Cependant pour être plus clair & plus sin-
cere dans cette découverte, j'ajoûte : Que

cet Eſprit aigu, ſubtil, & pénetrant d'Urine d'homme, par le moyen d'un autre Eſprit Médiateur, non de Ferment différent du ſien, mais centralement un avec lui, doit être uni à un Acide, non corroſif, mais tres-agréable de ſa nature. Cet Acide doit être auſſi volatil que le Sel d'Urine, avant qu'il puiſſe être uni intimément avec lui. Ce mêlange enſuite, par pluſieurs circu-lations réïterées, arrive au degré de pure-té, qui lui donne les juſtes Titres, de pre-mier Etre des Sels, du plus excellent & du plus glorieux de tous les Sels.

Aprés tout cela je ſuis obligé de fer-mer ce diſcours avec les excellentes paro-les de Van-Helmont, qu'il a dites, à l'oc-caſion de ſon Or horizontal. Bien, dit-il, que j'aye déclaré en peu de mots, un Secret qui peut combler de gloire un Medecin, c'eſt neanmoins une choſe tres-difficile de le préparer & d'en venir à bout la premiere fois, toute la condui-te en dépendant de la main liberale de celui qui donne tous les dons excellens. Je dis donc comme ce grand Philo-ſophe, non à l'occaſion de ſon Or hori-zontal, mais à l'égard de ſon Alkaeſt; Qu'encore que j'aye découvert la matiere plus clairement, qu'aucun autre, & qu'on

la puiſſe connoître parfaitement , par ce
moyen : Que pour tout cela , la maniere de
la travailler n'eſt pas ſi aiſée , mais qu'elle
dépend de l'inſtruction & de la conduite de
celui qui donne les vrais dons , ſous la direction duquel , je laiſſe les honnêtes Inquiſi-
teurs de la verité.

Carbones emunt atque vitra ,
Dii vero ſudoribus vendunt Artes.

F I N.

REFLEXIONS SUR LA

maniere de faire l'Alkaest, que Starkey décrit dans les Traitez précédens.

ENcore que Starkey ait caché, dans ses Ecrits, le Secret de l'Alkaest, comme le Lecteur l'aura pû remarquer, en les lisant : J'estime heanmoins, qu'il y a dit tout ce qui est necessaire pour le découvrir. Sur ce Fondement j'ai examiné ces mêmes Ecrits, & il m'ont donné occasion de faire les découvertes suivantes. Si mes conjectures sont heureuses ou non, on en pourra juger par la Lecture de ces Réflexions, en attendant que quelque Sçavante main en décide par son experience.

J'ay donc recüeilli trois choses de ces Ecrits : la matiere éloignée de l'Alkaest ; la matiere prochaine dont on le doit composer ; & la maniere dont on doit conduire cette matiere pour en former ce grand Dissolvant.

J'ai pensé que la matiere éloignée en devoit être la seule Urine d'homme ; que la
matiere prochaine étoient les trois Esprits
differens qui se tirent de cette Urine , selon
Van-Helmont ; sçavoir un Esprit vineux ou
inflammable , un Esprit urineux ou brûlant , & un Esprit fermenté qui dissout le
Duelec sans corrosion ; Et que le procedé de
tout cet Ouvrage , étoit de tirer de la seule
Urine d'homme fermentée , ces trois Esprits , les rectifier , en conjoindre deux en
un Corps salin condensé , & dissoudre ce
Corps par le troisiéme Esprit , d'une dissolution Philosophique , le Dissolvant & la chose dissoute demeurant conjoints ensemble
& séparez de tout ce qui leur est hétero-
gene.

Voyons maintenant si toutes ces choses
sont dans nôtre Auteur , & si mes conjectures seront assez heureuses pour convaincre
l'Esprit du Lecteur comme elles ont satis-
fait le mien , & si elles pourront meriter
l'aprobation de quelque Sçavant & judicieux Artiste , pour l'engager à les prati-
quer.

La premiere & la principale de mes conjectures , qui est , que l'Alkaest se doive faire de la seule Urine humaine , se peut prouver par tant d'endroits des Ecrits de nôtre

Auteur , que je me trouve obligé de me renfermer dans quelques-uns des plus évidens pour n'embaraſſer pas Lecteur dans une ſuite ennuyeuſe de Citations.

Le premier de ces endroits ſe trouve dans le Traité de l'Alkaeſt au f. 209 de ce Recüeil , où parlant de la maniere qu'il avoit découvert le Secret , il dit au ſujet de la Lecture de pluſieurs Paſſages de Van. Helmont : Qu'il étoit entierement convaincu , que l'Urine devoit être l'unique matiere d'où l'on pouvoit tirer cette admirable Liqueur. Or quoique ce Paſſage ſoit ſuffiſant pour établir ma preuve , j'ajoûteray neanmoins les ſuivans pour la confirmer. Ils ſe trouvent vers la fin du 13. Chapitre de la ſeconde Partie de ſa Pyrotechnie , au feüillet 178 de ce Recüeil , en ces termes : une matiere ſale & rebutante , rend un Corps de la derniere pureté ; une matiere qui d'elle-même eſt une eſpece de Prothée à cauſe de ſes changemens , & de ſes coutinuelles alterations , produit un Etre immuable & inalterable. Et plus bas il ajoûte : Nous avons trouvé que le ſujet où cet Etre eſt caché , l'envelope & le tient tellement inviſible & imperceptible , ſous ſes ſales aparences , qu'il faudroit être en quelque façon pétri de crédulité , pour y croire ſon exiſtence. On trouve dans la ſuite cet autre endroit : C'eſt de cette maniere , que ce *Latex* , qui eſt vile & mépriſable parvient à ce haut degré de pureté & de perfection. Et enfin on lit au feüillet 185 de ce Recüeil les paroles ſuivantes , qui ſont l'explication des paroles de Van-Helmont , *de poteſtate Medicaminum.* Le travail des Sages a formé un Corps anomal , ou irregulier , dans la Nature. Ce Corps s'eſt formé , ſans le mêlange d'aucun Ferment heterogene , ou different de ſoi-même..... Ce qui eſt produit eſt immortel , tres-pur , & incorruptible , encore que la matiere d'où ſe tire cette production ſoit la plus corruptible du monde... Il eſt auſſi Anomal en la maniere de ſa production: Car il devient Ferment à ſoi-même; enſorte que ſans adition , que de ce qui eſt de lui-même , cet Etre extraordinaire eſt produit. Je penſe que ces Paſſages ont dû ſuffire pour me déterminer à penſer que l'Urine ſeule eſt la matiere éloignée de l'Alkaeſt. Paſſons maintenant dans les preuves, qui nous doivent convaincre , que de cette Urine , ſe doivent tirer les trois Eſprits , qui ſont la matiere prochaine du grand Diſſolvant dont nous parlons.

Van Helmont dans le 3. Chapitre *de Lithiaſi par.* 43. dit qu'il a trouvé dans l'Uri-

ne d'homme trois Eſprits differens. Un Eſprit inflammable, ou ſemblable à l'Eau-de-
Vie ; un Eſprit coagulant l'Eſprit de Vin,
qui eſt celui qu'on entend d'ordinaire, par
l'Eſprit volatil d'Urine ; & enfin un Eſprit
Fermenté, qui eſt ſelon lui, celui qui diſſout le *Duelec*, & qui abſorbe le Sel ou
Corps condenſé, qui ſe forme de l'Eſprit inflammable & de l'Eſprit d'Urine : Voici ſes
paroles. *Itaque reperi potentialem aquam vi-*
tæ humano lotio intimam, eamque lenam,
inter ſpiritum coagulatorem & ſpiritum pu-
trefactum, coaguli præfati ſuſceptorem. Sum-
meque notandum, quod ſpiritus urinæ, non
coagulat, niſi per connubium aquæ vitæ : Quod
ſæpius comprobavi diſtillando. Ergo tria in
ſunt lotio humano, quæ concurrere eſt necesſ-
ſum. Or nôtre Auteur ſur la fin de ſon Traité de l'Alkaeſt, au feüillet 230 de ce Recüeil, dit que l'Alkaeſt ſe doit faire de trois
Eſprits : & d'autant que dans le Paragraphe
précedent, j'ai prouvé que ce Diſſolvant ſe
doit faire de la ſeule Urine, il me ſemble
qu'on ne peut m'empêcher de tirer ici ma
concluſion, que ces trois Eſprits doivent
être tirez de la ſeule l'Urine. Et par ce que
j'ai penſé que ces trois Eſprits ſont les mêmes dont Van Helmont parle dans l'endroit que j'en viens de raporter : il me

reste, pour rendre sans contestation ce que j'ay avancé, à prouver que ces mêmes Esprits dont a parlé Van-Helmont, sont les mêmes qu'entend nôtre Auteur, & dont il forme son Alkaest.

Pour mieux déveloper ce Mystere, le Lecteur ne se reburera pas, que je raporte ici les paroles de Starkey au sujet de ces trois Esprits : Car c'est principalement de sa pensée dont il s'agit ici, & dont nous avons besoin, puisque nous ne cherchons que la découverte de son Secret. Voici donc ce qu'il en dit : *J'ajoûte*, ce sont ces paroles, *que cet Esprit aigu, subtil & pénetrant d'Urine d'homme, par le moyen d'un autre Esprit Médiateur, non de Ferment different du sien, mais centralement un avec lui, doit être uni à un Acide non corrosif, mais tres agréable de sa nature : Cet Acide doit être aussi volatil que le Sel d'Urine, avant qu'il puisse être uni intimément avec lui.* Ces paroles nous marquent donc trois Esprit differens; & ces trois Esprits, comme je l'ay prouvé, se doivent tirer de l'Urine seule.

Le premier dont parle ici nôtre Auteur, étant l'Esprit d'Urine ordinaire; c'est à dire l'Esprit ignée & volatil; & cet Esprit étant un de ceux dont a parlé Van-Helmont, il n'est point necessaire de preuves pour celui-

là , la chose étant incontestable. C'est pourquoi nos preuves ne doivent regarder que
les deux autres Esprits.

Quant au second de ces Esprits, nôtre Auteur l'ayant nommé Médiateur, & ayant dit
qu'il n'est point different de Ferment du premier, mais qu'il est centralement un avec lui;
Je prétens que ce doit être celui que Van-
Helmont apelle Eau de-Vie , ou Esprit de
Vin au 3. Chapitre *de Lithiasi , par.* 13. Et
que nôtre Auteur apelle Esprit vineux , à
cause que l'Esprit d'Urine le coagule de la
même maniere , qu'il coagule l'Eprit de
Vin. Voici les paroles de Van Helmont.
*Post fermentationem urinæ , lotium continet
etiam spiritum vini , sive aquam vitæ.* Et
nôtre Auteur l'apelle non seulement *vineux,*
mais il lui donne encore la qualité d'être de
même Ferment & d'être centralement un
avec l'Esprit d'Urine. C'est dans son Traité
de l'Alkaest au feüillet 221 de ce Recüeil ,
où il s'en exprime en ces termes. *C'est un
Corps spirituel produit de deux choses qui
n'ont aucune difference de Ferment : Car un
Esprit vineux se trouve intimément & centralement un avec l'Esprit d'Urine.* Or puisque selon nôtre Auteur , le second Esprit
que nous cherchons , doit être l'Esprit qui
est de même Ferment & centralement un

avec l'Esprit d'Urine , il n'est point necessaire d'en chercher d'autre que l'Esprit vineux , qui est cet Esprit inflammable qui se tire le premier de l'Urine , fermentée, puisqu'il lui donne lui-même ces mêmes qualitez , dans le Passage que j'en viens de raporter. Starkey donne encore à ce second Esprit un nom qui fait assez comprendre sa pensée : car il l'apelle médiateur ou entremeteur entre l'Esprit d'Urine & l'Esprit Acide non corrosif, à l'imitation de Van-Helmont, qui parlant des trois Esprits dont il est maintenant question , & qu'il trouva dans l'Urine , fait l'Esprit vineux un Esprit médiateur ou entre-meteur , entre l'Esprit d'Urine , qu'il apelle coagulant, & l'Esprit corrompu ou fermenté , qui est celui qui dissout le *Duelec. Itaque reperi potentialem aquam vitæ humano lotio , intimam eamque lenam , inter spiritum coagulatorem & spiritum putrefactum.* Ce second Esprit ou Esprit médiateur , de même Ferment & centralement un avec l'Esprit d'Urine, est donc sans doute , selon nôtre Auteur même , l'Esprit vineux de l'Urine ; c'est à dire le premier Esprit qu'elle donne aprés la Fermentation.

Ainsi il nous reste encore à prouver , que le troisiéme Esprit dont nôtre Auteur se sert

pour composer son Alkaest, & qu'il apelle
Acide non corrosif, mais tres agréable de
sa nature, soit le troisiéme ou dernier Esprit
que Van-Helmont a tiré de l'Urine & qu'il
apelle Esprit corrompu ou Fermenté, dont
il dissolvoit le *Duelec*. Pour cela je pense
qu'il ne sera pas inutile de conferer les qualitez de cet Esprit fermenté avec celles que
nôtre Auteur donne à celui que nous cherchons.

Starkey veut que ce troisiéme Esprit soit
un Acide ; or puisque selon lui, il doit être
tiré de l'Urine, & que selon les principes
de Van-Helmont, il n'y a aucun Acide
dans les Urines, il s'ensuit de-là que ce nom
d'Acide doit être pris au figuré & non au
propre ; & qu'il ne l'apelle Acide qu'a cause de quelques raports qu'il a avec un Acide : ce que les mots de non corrosif prouvent assez : car dire un Acide non corrosif, c'est dire autant qu'un Acide non Acide. Voyons donc les raports que le troisiéme Esprit que Van-Helmont a tiré de l'U-
rine, & que je prétens qui est le même que
Starkey apelle Acide non corrosif, peut
avoir avec un Acide, & si on peut en quelque maniere l'apeller de la sorte.

Les Vegetaux ne rendent leur Acide qu'a-
prés une longue fermentation, & qu'on en
a tiré

a tiré les Esprits ardens & les Sels volatils,
ou Huiles essentielles. L'Urine fermentée
selon Van-Helmont, ne rend ce troisiéme
Esprit qu'aprés qu'on en a tiré par distillation, l'Esprit ardent & le Sel volatil ou Esprit urineux.

Le Vin a tant de raports à l'Urine que je
croirois qu'il auroit été cause que Starkey
auroit donné le nom d'Acide à son Esprit
qu'il apelle Acide non corrosif. Car le Vin
aprés une fermentation convenable rend un
Esprit ardent ou inflammable. Or par une
mécanique assez commune, * cet Esprit se
change en un Sel volatil non inflammable,
ce qui marque, que ce qui se tire d'abord
du Vin fermenté est un Esprit ardent & un
Sel essentiel, salin & volatil. Or l'Urine
fermentée rend aussi un Esprit ardent & un
Sel volatil Et si on laisse fermenter ce même
vin assez long-tems. aprés qu'on en a tiré
l'Esprit inflammable, l'on en tirera ensuite
par la distillation un Acide, & aprés cet
Acide une Huile puante ; & par l'incinera-

L

* Versez peu à-peu de l'Esprit de Vin tres-pur
sur de l'Esprit de Nitre tres déflegmé, & les effer-
vescences passées, on tire la Liqueur par la retorte à feu tres-lent, & il reste au fond de la retorte le Sel volatile de l'Esprit de Vin fixé par l'Esprit
Acide du Nitre.

tion des matieres brûlées reſtées aprés la diſtillation on aura un Sel fixe, ſi on les leſſive. L'Urine de même dépoüillée de ſon Eſprit ardent & de ſon Eſprit ou Sel volatil, laiſſée fermenter un tems convenable, rendra un Eſprit qu'on peut apeller Acide, puiſqu'il diſſout le *Duelech*, & aprés cet Acide, elle donnera une Huile puante, & des matieres noires & brûlées, qui produiront un Sel fixe, ſi on les calcine & ſi on les leſſive. Tant de raports ſi juſtes entre le Vin & l'Urine, ont ſans doute donné lieu à Starkey de nommer Acide le troiſiéme Eſprit qu'on tire de l'Urine, étant aprés tout tresſemblable à l'Eſprit Acide qu'on tire du Vin fermenté, dépoüillé de ſon Eſprit ardent ou inflammable ; cet Eſprit Acide du Vin aïant la prééminence des Acides, puiſque ce n'eſt que par raport à lui qu'on nomme Acides, tous les autres Acides.

La ſeconde qualité que Starkey donne à ſon troiſiéme Eſprit, eſt celle de non corroſif. Cette qualité convient tellement au troiſiéme Eſprit de Van Helmont, que Van-Helmont lui même dit expreſſément qu'il diſſout le *Duelech*, ſans ébulition & ſans agitation : *Sic ut Duelech ſenſim minuatur abſque bullis & agitatione. De Lithiaſi cap. 7. par. 28.* Or que Van-Helmont entende parler de ce troisiéme Esprit dans cet endroit, quand on ne voudroit pas en demeurer d'accord, Starkey lui-même en pourroit convaincre, puisque citant ce même Passage dans son Traité de l'Alkaest à la page 212 de ce Recüeil, il dit en mots exprès, qu'il remarquoit, que selon Van-Helmont, l'Esprit ou Liqueur qui dissout le *Duelech* en la maniere susdite, est l'Esprit qui se tire de l'Urine corrompuë par une longue fermentation, aprés qu'on en a tiré par distillation l'Esprit volatil qui coagule l'Esprit de Vin.

La troisiéme qualité que donne Starkey à son troisiéme Esprit est, qu'il est tres-agréable de sa nature. Voici ses mots, *Sed natura suæ gratissimum.* Cette façon de parler est frequente dans les Ecrits de Van-Helmont, pour marquer quelque qualité qui ne nuit point, ou qui convient à quelque partie de nôtre Corps. Dans son Traité *Paradoxum tertium parag.* 10. parlant du Sel esurin, il dit, *Sal istud itaque aliena commissionis expers, acidum est, corporique nostro debita quantitate gratum.* Dans son Traité des Fiévres *cap.* 15. *parag.* 24. *Si verò dissolventia sint naturæ grata intro lubenter admittuntur.* Dans son Traité *Potestas Medicaminum : par.* 27. *Grati ergo sapores stoma-*

chici. Dans son Traité *Arcana Paracelsi :*
concedo universales aliquot Medicinas quæ sub
unisono naturæ longe gratissimo. Et encore
dans plusieurs autres endroits , qu'il seroit
inutile de raporter : il use de ce terme.

Or Van Helmont parlant de son troisiéme Esprit , dit qu'il n'incommode ni l'estomac ni la vessie : *Primum enim discite dissol-*
vere Duelech in vitro , Liquore tepido , non
stomacho non demum vessicæ molesto. De Li-
thiasi cap. 7. par. 28. Paroles sans doute ,
qui ont donné lieu à Starkey de donner à ce
même Esprit la qualité de tres-agréable de
sa nature. *Sed natura sua gratissimum* , à la
fin de son Traité de l'Alkaest. Puisqu'il avoit
déja dit dans le même, en expliquant les paroles de Van Helmont, que nous venons de
raporter , que cet Esprit qui n'offense ni l'e-
stomac ni la vessie , étoit l'Esprit tiré de l'U-
rine corrompuë , dépoüillée de l'Esprit vineux & de l'Esprit volatil.

Enfin nôtre Auteur donne encore à son
troisiéme Esprit, la qualité d'être aussi volatil que le Sel volatil d'Urine. Qualité qui
convient aussi à l'Esprit corrompu de Van-
Helmont. Car il est sans douté qu'aprés que
le Sel ou Esprit volatil est tiré de l'Urine fermentée , si on la laisse corrompre ou fermenter de nouveau assez long-tems , l'Es-

prit qui en viendra aprés cette derniere fermentation montera au même degré de feu,
que le Sel volatil peut monter. De sorte
qu'aprés toutes ces convenances, je ne pense pas qu'on puisse douter raisonnablement
de cette derniere conjecture, qui est, que le
dernier Esprit tiré de l'Uurine, est le troisiéme Esprit que demande Starkey, pour faire
son Alkaest. Mais pour rendre encore la
chose plus manifeste, & faire voir que nôtre
Auteur n'est pas moins entré dans la pensée
de Van-Helmont, que j'ay pénétré la sienne,
je vas encore raporter cette autre raison.

Van-Helmont exhortant les Artistes à
chercher l'Alkaest, se sert des paroles suivantes, que nous avons déja raportées en partie :
Primum enim, dit-il, *discite dissolvere Duelech in vitro, liquore tepido, non stomacho,
non demum vessicæ molesto : sic ut Duelech sen-
sim minuatur absque bullis, & agitatione :
gaudete quia prope estis. Tum discite Ludum
vertere in salem*, &c. *de Lith.* 7. 28. Mais
que pourroit servir aux Artistes d'aprendre
à dissoudre le Duelech, si ce qui le dissout
n'étoit pas quelque matiere propre pour former l'Alkaest ? Aussi est-ce si bien la pensée
de Van-Helmont qu'elle en est une, qu'il
ajoûte : *gaudete quia prope estis* : Voulant dire, que si ils en viennent jusques là ; ils se-

ront tout proche de la connoissance du Secret de l'Alkaest. Et comme s'ils en étoient déja possesseurs par cette démarche, il continuë de leur dire : *tum discite Ludum vertere in salem.* Car il est impossible de réduire le *Ludus* en Sel que par l'Alkaest. Et nôtre Auteur de la pensée de qui nous avons plus de besoin que de la pensée de Van Helmont, est si fort de ce sentiment, qu'il n'a pas seulement traduit les paroles de Van Helmont que nous venons de raporter, mais il les a paraphrasées & détournées à ce but : en voici la traduction tout au long qui se trouve dans son Traité de l'Alkaest à la page 211 de ce Recüeil. Mais aprenez premierement, dit-il, à dissoudre le Duelech ; c'est à dire la pierre des Reins où de la vessie, dans un Vaisseau de verre avec une Liqueur tiede, qui n'offense ni l'estomac ni la vessie : car si vous en venez à bout, vous aurez tout sujet de vous en réjoüir, puisque vous serez venus bien prés du grand Secret. Aprenez ensuite à dissoudre le *Ludus*, &c. Or je remarquois, ajoûte-t-il, que selon Van-Helmont, l'Esprit ou Liqueur qui dissout le *Duelech* en la maniere susdite, étoit l'Esprit qui se tire de l'Urine corrompuë aprés une longue fermentation, quand on la dépoüillée de l'Esprit volatil qui coagule l'Esprit de Vin.

Mais si nôtre Auteur a eu la pensée, comme on n'en peut pas doûter, que le Dissolvant qui dissout le *Duelech*, ait été un achemine-ment pour la découverte de l'Alkaest, com-me le marquent les mots de grand *Secret* qu'il ajoûte aux paroles de Van-Helmont : on ne peut pas disconvenir sans entêtement que ce Dissolvant ne soit pas l'Esprit qu'il désigne sous le nom d'Acide non corrosif, puisqu'il ne convient à nul autre des deux précedens qu'il décrit, mais au contraire qu'il convient en tout à ce troisiéme.

Ayant, comme je pense, découvert la matiere éloignée, & la matiere prochaine de l'Alkaest, de Van-Helmont ou de Starkey ; il me reste maintenant à faire remarquer qu'elle a pû être la maniere, dont l'un ou l'autre de ces Auteurs, se sont servis, pour ti-rer de l'Urine humaine ces Esprits, & pour les conjoindre ensemble pour en former la Liqueur qu'ils ont nommée Alkaest.

Si on lit avec attention les paroles de Starkey qui se trouvent à la fin de son Trai-té de l'Alkaest, on s'apercevra aisément que les trois Esprits dont il compose son Dissol-vant, ne sont visibles que sous la forme de deux Esprits, l'un simple & l'autre double. Car lorsqu'il dit, que l'Esprit volatil d'Uri-ne, par le moyen d'un autre Esprit entre-

meteur, de même Ferment & centralement
un avec lui, doit être uni a un Acide non
corrosif : il est évident qu'il entend que l'Esprit volatil & l'Esprit vineux qu'il apelle en-
tremetteur sont unis ensemble, ces Esprits
n'étant jamais l'un sans l'autre dans l'Urine fermentée. Aussi lors de la distillation,
selon que l'un ou l'autre domine en montant, ou qu'ils se trouvent ensemble en
quantité convenable sans flegme, ou avec
du flegme, on les void en forme de Sel, ou
d'Esprit, & souvent sous ces deux apparen-
ces à la fois. Et c'est pour cela que Van-
Helmont dit dans son Traité *de Lithias*,
qu'il a trouvé dans l'Urine humaine une
Eau-de-Vie en puissance, qui lui est intime
& qui est comme médiatrice entre l'Esprit
coagulant & l'Esprit corrompu. *Reperi po-*
tentialem aquam vitæ humano lotio intimam,
eamque lenam, inter spiritum coagulatorem,
& spiritum putrefactum. cap. 3. 43. Il s'ensuit de là, qu'on ne doit envisager dans le travail de l'Alkaest, que la préparation de
deux Esprits, l'une qui est un mêlange de
l'Esprit volatil d'Urine & de l'Esprit Vineux
qui vient confusément de l'Urine aprés la
premiere fermentation, & l'autre qui est
celui qu'on tire aprés la seconde fermentation de la même Urine dépoüillée de ces

deux Esprits. Aussi Starkey dans ses Ecrits n'a pour but que la dissolution d'un Sel Armoniac, qui est le resultât du mélange de l'Esprit volatil & de l'Esprit vineux de l'Urine ; par le moyen de l'Esprit corrompu qu'il apelle Acide non corrosif. C'est, dit-il, à la fin de son Traité de l'Alkaest, un Sel spirituel, un Sel Armoniac, non le vulgaire, mais un Sel qui se forme du mélange, de l'Esprit aigu, subtil & pénetrant d'Urine d'homme & de l'Esprit médiateur ou vineux de même ferment, pour être uni a un Acide non corrosif. Nôtre but donc doit être de trouver dans l'Urine un Esprit qui ait en soi de quoi se changer en Armoniac, & un Esprit qui puisse dissoudre cet Armoniac & qui puisse demeurer inseparablement uni avec lui.

Pour cela ayez une petit baril de bois de chêne, neuf, de la capacité de trente pintes ou environ, qui ait un bondon de la grosseur du doit, & un trou au haut de chaque fond, de la même grosseur, qui doit être toûjours ouvert. Amassez dans ce baril jusqu'à vingt pintes ou environ d'Urine de jeunes hommes, sains, vigoureux, de temperament sanguin, qui ne boivent que du vin, & qui n'ayent au plus que douze à treize ans : ayant soin de refermer le bondon toutes les

fois que vous verserez l'Urine dans la baril,
à mesure que vous pourrez l'avoir, afin qu'il
ne tombe rien d'étranger dedans. Quand
vous en aurez environ cette quantité, vous
mettrez le baril bondé dans quelque lieu
temperé, & laisserez les deux trous du haut
des fonds ouverts afin que l'air y entre &
sorte librement, & que l'Urine s'y fermente mieux. Aprés trente jours de fermentation elle sera propre pour l'ouvrage.

Versez dans une haute Cucurbite de grais
à col étroit, environ deux pintes de l'Urine
fermentée & en distillez environ le tiers à
feu de sable du premier degré, que vous
mettrez dans une grande bouteille de grais
bien bouchée, & vous mettrez dans une
autre grande bouteille de grais ce qui sera
resté au fond de la Cucurbite. Continuez
d'en faire de même du reste de l'Urine fermentée, n'en distillant que deux pintes à la
fois, & n'en tirant que le tiers, à chaque distillation, que vous mettrez toûjours dans
la grande bouteille avec ce que vous avez
tiré par la precedente distillation : mettant
aussi ce qui restera au fond de la Cucurbite,
aprés chaque distillation, dans la grande
bouteille, avec ce qui sera resté au fond de la
Cucurbite, aprés la distillation précedent-
te.

Cela fait, versez dans le baril, tous vos
restes d'Urines qui se sont trouvez au fond
de la Cucurbite, a chaque distillation, & que
vous aurez mis dans une ou plusieurs grandes bouteilles de grais ; fermez le bondon,
laissez les autres trous ouverts, afin que ces
restes d'Urine fermentent de nouveau encore trente ou quarante jours dans le baril.

Rectifiez ensuite l'Esprit que vous aurez
tiré de toutes vos distillations & que vous
aurez mis à part dans sa bouteille, le séparant du flegme autant que vous le pourrez
par des distillation réïterées à feu de sable
du premier degré, dans vôtre Cucurbite
haute à col étroit : ne prenant que ce qui
montera le premier, & mettant dans le baril avec les restes d'Urine, le flegme que
vous en séparerez à chaque distillation, qui
se trouvera au fond de la Cucurbite.

Cet Esprit rectifié autant que vous l'aurez pû sera mis dans un grand matras avec
parties égalles de bon Esprit de vin parfaitement rectifié, & les ayant agitez en semble en remuant le matras, il se fera un caillé
blanc que vous laisserez reposer demie-
heure pour en séparer la Liqueur inutile qui
surnagera. L'ayant séparée, vous verserez
sur le caillé environ autant de bon Esprit

de Nitre bien rectifié, & les effervefcences
paffees, le caillé fe figera en une fubftance
de Sel Armoniac plus folide, qui réduira en
eau infipide & inutile, l'Efprit qui l'aura fi-
gé, qu'il faudra féparer de ce Sel, lequel on
gardera dans le matras bien bouché pour
l'operation dont on parlera dans la fuitte.

Vos reftes d'Urine ayant fermenté trente
jours ou même quarante, feront diftillez
dans une haute Cucurbite de verre de la premiere grandeur, deux pintes à la fois ou environ, au feu de fable du premier degré, &
vous en tirerez feulement le quart que vous
mettrez à part dans une bouteille de verre
bien bouchée. Continuez la diftillation au
même degré de feu pour faire monter le
flegme, jufqu'à ce que ce qui reftera dans la
Cucurbite paroiffe en confiftence de miel.
Jettez ce flegme comme inutile. Et cohobez
fur le miel, ce quart de Liqueur que vous
avez mis à part & diftillez jufqu'à même
confiftence : repetez trois fois cette cohobation & diftillation jufqu'à confiftence, &
la derniere diftillation achevée, vous re-
&tifierez autant que vous pourrez la Liqueur que vous aurez tirée qui fera l'Efprit
corrompu que vous garderez dans une bouteille de verre bien bouchée.

Faites le même travail fur vos reftes d'U-
rine qui font dans le baril, n'en travaillant

à la fois que deux pintes; & l'Esprit corrompu rectifié que vous aurez à la fin de chaque operation , sera mis avec celui que vous
aurez tiré par la précedente.

Versez ensuite vôtre Esprit corrompu sur
le Sel Armoniac que vous avez gardé dans
le matras , bouchez bien le matras , & le
mettez dans un tas de fumier chaud huit
jours , & vôtre coagulé sera réduit en Liqueur. S'il ne l'étoit pas , il faudroit verser le
tout dans une Cucurbite & distiller jusqu'à
consistence & cohober deux ou trois fois ,
puis remettre le tout au fumier chaud huit
jours , & repeter cela jusqu'à ce que tout soit
dissout en Liqueur , que vous verserez dans
une Cucurbite pour distiller au Bain le flegme qui en pourra monter. Cela fait , distillez vôtre Liqueur qui sera restée au fond de
de la Cucurbite au sable jusqu'à sec & s'il ne
reste rien aprés cette distillation , vous aurez l'Alkaest achevé. Mais s'il restoit quelque Sel il faudroit cohober & distiller jusqu'à ce que tout montât en Liqueur homogene.

L'Esprit de Vin & l'Esprit de Nitre ne doivent point être suspects dans cette operatiõ,
car l'un & l'autre ne font que coaguler, l'Armoniac & resortent en eau, ainsi ils n'entrent
point dans le composé qui fait l'Alkaest , &
quand il y en entreroit quelque chose, ce ne

ſeroit rien d'étranger, puiſque l'Eſprit de vin ſe trouve dãs l'Urine, & que l'Urine devient Nitre ſelon la Doctrine de Van-Helmont. *Poſt fermentationem urinæ , lotium continet etiam ſpiritum vini ſive aquam vitæ. de Lithiaſi cap. 3. 13. Salſedo verò illa urinæ excrementoſa eſt ſpiritus volatilis & ſalſus , qui terræ confermentatus , tandem ſalpetræ formatur. Aura vitalis.* Outre que j'eſtime que ces deux choſes ſont neceſſaires pour cet Ouvrage ſelon Starkey ; car à la fin du 13. Chapitre de ſa Pyrotechnie , il dit parlant de ſon Alkaeſt , qu'il ſe fait par des diſſolutions & par une intervenante coagulation. Et dans ſon Traité de l'Alkaeſt , il forme par tout ſon Armoniac par l'Eſprit de Vin & par un Acide dont il tait le nom : Les Sels urineux de toutes choſes , dit-il , étant rectifiez & congelez en un Corps plus ſolide par des Acides convenables deviennent un Sel Armoniac.... Les graiſſes par la diſtillation ſont renduës volatiles , & par un Alcali ſuſceptible d'union avec l'Eſprit de Vin , & par conſequent de coagulation par l'Eſprit d'Urine. Et par un Acide convenable , cette coagulation devient Sel Armoniac , &c. Il ſe peut faire neanmoins que l'Alkaeſt de Starkey ne ſe compoſe que des trois Eſprits tirez de la ſeule Urine humaine , comme je l'ay prouvé , les rectifiant chacun à part ,

joignant le vineux à l'urineux pour en former l'Armoniac & diſſolvant cet Armoniac
par l'Eſprit corrompu. Par là on ſuivroit à
la lettre les paroles de Starkey qui veut, à la
fin de ſon Traité de l'Alkaeſt, qu'on joigne
l'Eſprit urineux à l'Eſprit corrompu qu'il
appelle Acide non corroſif, par le moyen
de l'Eſprit vineux qu'il apelle Mediateur.
Car l'Eſprit urineux joint à l'Eſprit vineux,
forme un caillé ou Armoniac que l'Eſprit
corrompu diſſout. Et par ce moyen on ſuivroit encore à la lettre, ce que dit le même
Auteur à la fin du 13. Chapitre de ſa Piro-
technie à l'occaſion des paroles de Van-
Helmont, du Traité *Imago fermenti, parag.*
27. Serpens ſeipſum iſte momordit, à veneno
revixit, ac mori deinceps neſcit. Ce ſerpent
s'eſt picqué lui-même, & a repris une nouvelle vie de ſon propre venin, enſorte qu'il
ne peut plus mourir. L'Eſprit urineux &
l'Eſprit vineux regardez comme un ſeul Serpent vivant parce qu'ils ſont tirez de la ſeu-
ſeule Urine & qu'ils ſont liquides; s'étant
aſſaillis ou mordus en ſe mêlant enſemble,
ſe ſont tuez puiſqu'ils ſe ſont caillez ou pris
en glace : mais cette glace ou Serpent petri-
fié, ayant été diſſout dans l'Eſprit corrompu d'Urine, y a repris une nouvelle vie dans
ſon propre venin, pour ne plus mourir : car
de Sel dur il eſt redevenu liquide par cette

dissolution , & parconsequent la Liqueur immortelle. On pourroit proposer d'autres manieres de tirer l'Alkaest de l'Urine humaine , qui auroient pour fondement les Ecrits de nôtre Recüeil : Mais il ne faut pas ôter le plaisir aux Artistes de deviner ce que nos Auteurs y ont caché. Des yeux plus perçant que les nôtres y pourront découvrir, ce que nous n'y avons pû apercevoir. Aussi ce qu'on en a dit n'est que pour donner quelqu'entrée à ceux qui ne sont pas tout-à-fait initiez dans ces Mysteres ; les autres n'ayant nul besoin de nos instructions.

Mais pour ne donner occasion à personne de faire de folles dépenses sur nos imaginations, nous avoüons ici de bonne foi, comme nous avons déja fait dans nôtre Preface, que l'on ne propose point la Methode dont on vient de parler , comme une Methode experimentée, mais simplement comme une idée qu'on a prise de la seule lecture des Ecrits qu'on publie dans ce Recüeil ; Ainsi qu'on pourra par consequent l'approuver ou l'improuver ; la recevoir ou la rejetter ; en tout ou en partie , selon qu'elle conviendra ou disconviendra aux experiences des Artistes qui voudront entreprendre cet Ouvrage , qu'on ne doit pas regarder comme aisé encore qu'il en soit de plus difficiles au sentiment de Starkey.

F I N.

LOUIS PAR LA GRACE DE DIEU ROY DE FRANCE ET DE NAVARRE : A nos amez & feaux Conſeillers les Gens tenans nos Cours de Parlement , Maîtres des Re-quêtes Ordinaires de nôtre Hôtel , grand Conſeil , Prevôts de Paris , Baillifs , Séné-chaux , leurs Lieutenans Civils , & autres nos Juſticiers qu'il apartiendra ; Salut : *Guil-laume Behourt* , Imprimeur - Libraire à Roüen ; Nous ayant fait Expoſer qu'il de-

M

fieroit donner au Public un Livre Intitulé *L'Alkaest*, ou le *Diſſolvant Univerſel
de Van-Helmont*, *revelé dans pluſieurs Traitez qui en découvrent le Secret*, s'il Nous
plaiſoit lui accorder nos Lettres ſur ce neceſſaires : Nous avons permis, & permet-
tons par ces Preſentes audit Behourt, d'imprimer ou faire imprimer ledit Livre, en
telle Forme, Marge, Caractere, & autant
de fois que bon lui ſemblera, & de le vendre & faire vendre & debiter par tout nôtre
Royaume, pendant le tems *de ſix années
conſecutives*, *à compter du jour de la datte
des Preſentes* ; à la charge que ces Preſentes
ſeront *Enregiſtrées ès Regiſtres de la Communauté des Imprimeurs. Libraires de Paris* : que
l'impreſſion dudit Livre ſera faite *dans nôtre
Royaume & non ailleurs*, & ce en bon papier
& beaux Caracteres, *conformément aux Re-
glemens de la Librairie* ; Et qu'avant que
d'expoſer ledit Livre en vente, il en ſera mis
deux Exemplaires en nôtre Bibliothéque
publique, un en celle de nôtre Château du
Louvre, un en celle de nôtre tres-cher &
feal Chevalier Chancelier de France le Seigneur Phelyppeaux Comte de Pontchar-
train, Commandeur de nos Ordres : Le tout
à peine de nullité des Preſentes, du Contenu deſquelles vous Mandons & enjoignons

de faire joüir ledit Exposant ou ceux qui auront droit de lui pleinement & paisible-
ment , sans souffrir qu'il leur soit fait aucun
trouble ni empêchement : Voulons qu'à la
Copie qui sera imprimée au commencement ou à la fin dudit Livre , foi soit ajoûté comme à l'Original ; & Commandons
au premier nôtre Huissier ou Sergeant , de
faire pour l'execution des Presentes , tous
Actes requis & necessaires , sans demander
autre permission , & nonobstant Clameur
de Haro Chartre Normande & Lettres à
ce contraire : CAR TEL EST NÔTRE PLAISIR ;
DONNE' a Versailles , le quatriéme jour de
Novembre , l'an de grace mil sept cens
trois. Et de nôtre Regne le soixante & unié-
me.

Par le Roi en son Conseil.

Le Comte.

*Registré sur le Livre de la Communauté des
Libraires & Imprimeurs de Paris , Numero
XXIX. page 34. conformément aux Regle-
mens , & notamment à l'Arrêt du Conseil du
13. Aoust dernier. A Paris ce 7. Nov. 1703.*
P. EMERY, Syndic.

Fautes à corriger.

Page 1. *ligne* 14. *lisez* Alkaest. *ligne* 15. *lisez* dont.
Page 18. *lig.* 22 *lisez* : junctaque umbone.
    19 *ligne* 1. *lisez* : trouva-t-il.
    32. *l.* 2. caractere.
    33. *l.* 25. corruptrice.
    36. *l.* 21. du Corps.
    37. *l.* 25. cet.
    79. *l.* 19 si fort.
    90. *l.* 21. 1658.
    l 25. 1675.
    92. *l.* 23. rencontrent.
    101. *l.* 21. pourroit soûlager ou guerir.
    216. *l.* 2. d'où on observera.
    234. *l.* 3. le Lecteur.